協同の力で いのち輝け

医療生協・復興支援◎地域まるごと健康づくり

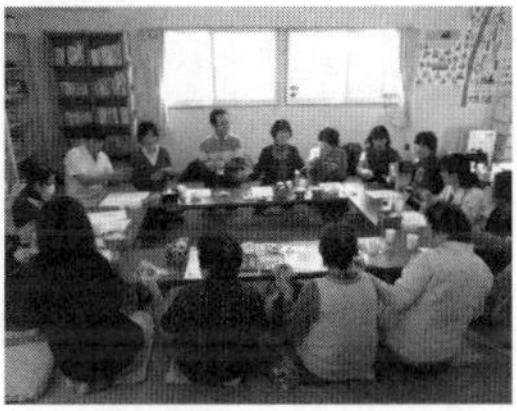

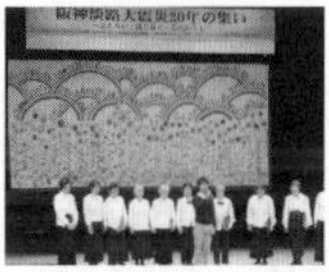

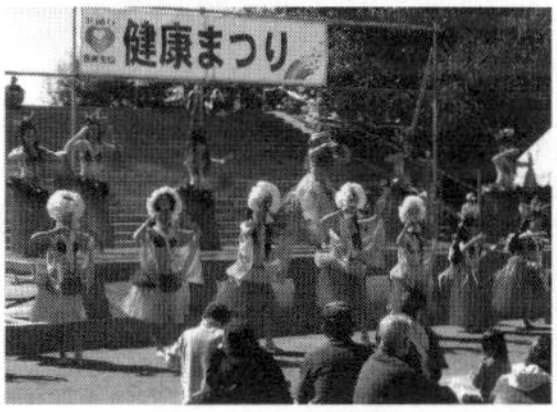

西村一郎
ジャーナリスト・生協研究家

合同出版

ひまわりや

復興祈り　光る花

喜怒哀楽し　福島に生き

三休

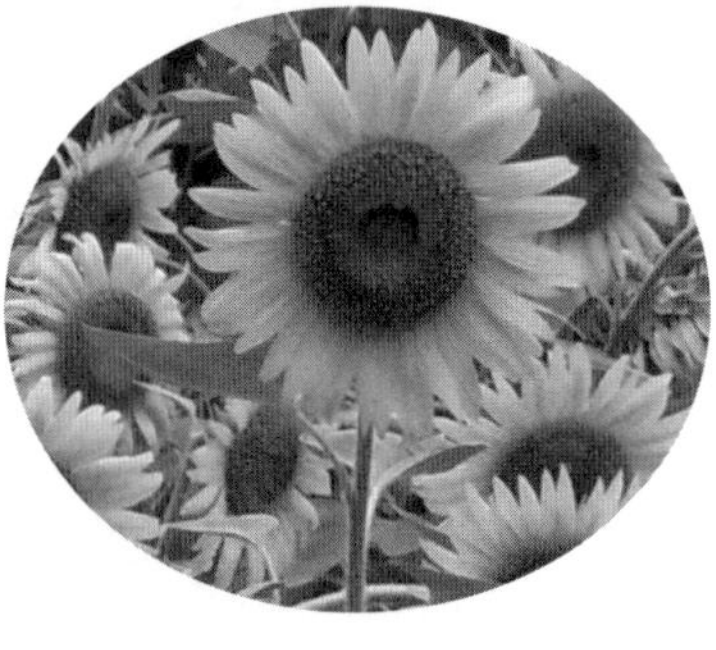

はじめに

時間の止まった被災地へ

「これから東日本大震災の傷跡が、まだ生々しい被災地へと向かいます」

ガイドの声が車中に流れた。２０１４年6月のことである。福島県いわき市小名浜《おなはま》の山側にある浜通り医療生協を、福島県生協連主催で昼前に出たマイクロバスは、15人を乗せて国道6号線を北に向かって走った。

車はしばらく内陸を走り、いわき市の北に位置する四倉から久ノ浜の沿岸部に入ると、急に津波の爪痕がいくつも目に飛び込んできた。

いわき市から広野町を通過して楢葉《ならは》町へと入ると、すぐ右手にJヴィレッジが見えてくる。東京電力などが中心となり、１３０億円かけて地域振興の1つとして１９９７年に開設した、日本サッカー界初のナショナルトレーニングセンターである。震災後は原発事故処理の最前線の拠点として稼働している。

さらに北上するとすぐ左側に「道の駅ならは」があり、マイクロバスを止めた。以前はこの施設に温泉施設もあって、「Jヴィレッジ湯遊ならは」の愛称で利用者も多かったが、震災直後は警戒区域内として立ち入りはできなかった。2012年8月から自由に立ち入り可能になったが、宿泊禁止の避難指示解除準備区域になり、もちろん温泉は再開されていない。その後、双葉警察署の臨時庁舎に転用され、住民の一時帰宅の際に休憩する中継拠点としても利用されている。

待合室の一角で昼食の弁当を食べながら、合流した2人のガイドから説明を受けた。休む間もなくマイクロバスに乗り込んだが、ここで問題が発生した。これから向かう帰還困難区域へ入るためには、各自の詳しい情報を事前に申告して許可を受ける必要がある。許可証のチェックが何カ所かであり、そのとき運転免許証やパスポートなど顔写真のある身分証明書を提示しなくてはならないが、2名がそれを持っていなかった。このため同行することができず、バスから降りることになった。それだけ厳重にチェックしているのは、これから入る地域が今も危険である証拠なので、緊張感がさらに高まった。

再び国道6号線に入ったマイクロバスは、北上して富岡町と大熊町を通過し、今回のツアーの北端である双葉町へと入った。車内の線量計がどんどん上昇しはじめ、ある高台では8μSv《マイクロシーベルト》/hにもなり車内にはどよめきが上がった。国の定める除染の基準が0・23μSv/hであり、いかに高く汚染されている地域なのかわかる。

車中で白い防護服を着る。いつもはテレビの画像や新聞の写真で見ているが、私は実際に身に着けるのがはじめてで緊張する。使用説明書には、化学防護服で微粒子防護用密閉服と書いてあった。素材は不明だが135度で溶融すると書いてあるので、化学繊維のようだ。上着とズボンがつながり、さらに頭もすっぽりとかぶる。そのうえビニール製の袖の長い手袋と、靴の上からかぶせる袋を着ける。これでも放射線の通過を防ぐことはできないが、放射能に汚染されたホコリなどが、衣服や身体に付着することをそれなりに軽減することができる。

検問所がありヘルメットを被った担当官が、書類と運転免許書を1人ずつ照合する。車内は話し声もなく、じっと許可の合図を待った。

車内で防護服を全てセットし、高い汚染地域をいよいよこれから歩くことになり身が引き締まる。最初に降りたのは、帰還困難区域の双葉町立厚生病院の前であった。バスのタラップから降りる。靴に被せたカバーのため足元が滑り、両足に力を入れてアスファルトを踏みつけるようにしてゆっくり歩く。頭上の太陽が防護服に当たって熱気がこもり、少しすると額にうっすらと汗がにじんできた。ズボンのポケットからハンカチを取り出すため、ビニールの手袋で防護服をまず開かなくてはならず一苦労である。歩くだけでこの暑さだから、原発事故現場の作業員はさぞかし大変だろう。その場の空間放射線量は2・80μSv／hであった。

病院の前には、アスファルトの亀裂に雑草がいくつも生え、何台もの車椅子やパイプ製のベッド、ストレッチャーが散乱していた。原発事故の直後に、大急ぎで患者さんたちを移送したことがうかがえる。

街中を走り、JR双葉駅の前も通過する。民家が傾いたり一部が崩れていたりしていた。人っ子ひとり歩いていない。

やがて道路の前方に、震災以前に小学生がつくった標語「原子力明るい未来のエネルギー」を掲げた、大きな白いアーチが見えてきた。この標語の制作者は避難中で、原発事故後の現在では考え方を大きく転換し、アーチの横に以下のパネルをかかげている。

「(略) ああ、原発事故さえ無ければ　時と共に朽ちていくこの町　時代に捨てられていくようだ　震災前の記憶　双葉に来ると蘇る　懐かしい　いつか子どもと見上げる双葉の青空よ　その空は明るい青空に」

未来への気持ちは「明るい」から「破戒」になったとしている。ここの空間放射線量は1・67μSv／hであった。

双葉から富岡へ南下するバスの移動中に、防護服で身を包み国道の脇で草や土を手作業で取り除く除染作業員や、町の見回りをする赤い消防車などを見た。「牛と衝突」や「減速」と書いた黄色い立て看板もある。いくつかのゴミ置き場には、各家庭から出たゴミ袋がそのまま積んであった。

富岡町では、居住制限区域にあるスーパーの前で下車した。空間放射線量は0・52μSv／hである。正面の大きな透明ガラスのドア越しに店内を見ると、ファストフードのテーブルの向こうに、当時のままに衣料品などがたくさん陳列してある。じっと見つめていると、まるで買い物客のざわめきが聞こえてきそうであった。

近くの国道6号線沿いに回転寿司店があり、こちらもガラス越しに内部を覗く。ここも営業していた当時のままで、コンベアの上には寿司の乗った皿がいくつも並び、テーブルには使っていた皿や湯飲みやオシボリなどが置いてある。ここでも客と店員だけが消え去り、3年3カ月も時間の止まった風景がそこにあった。

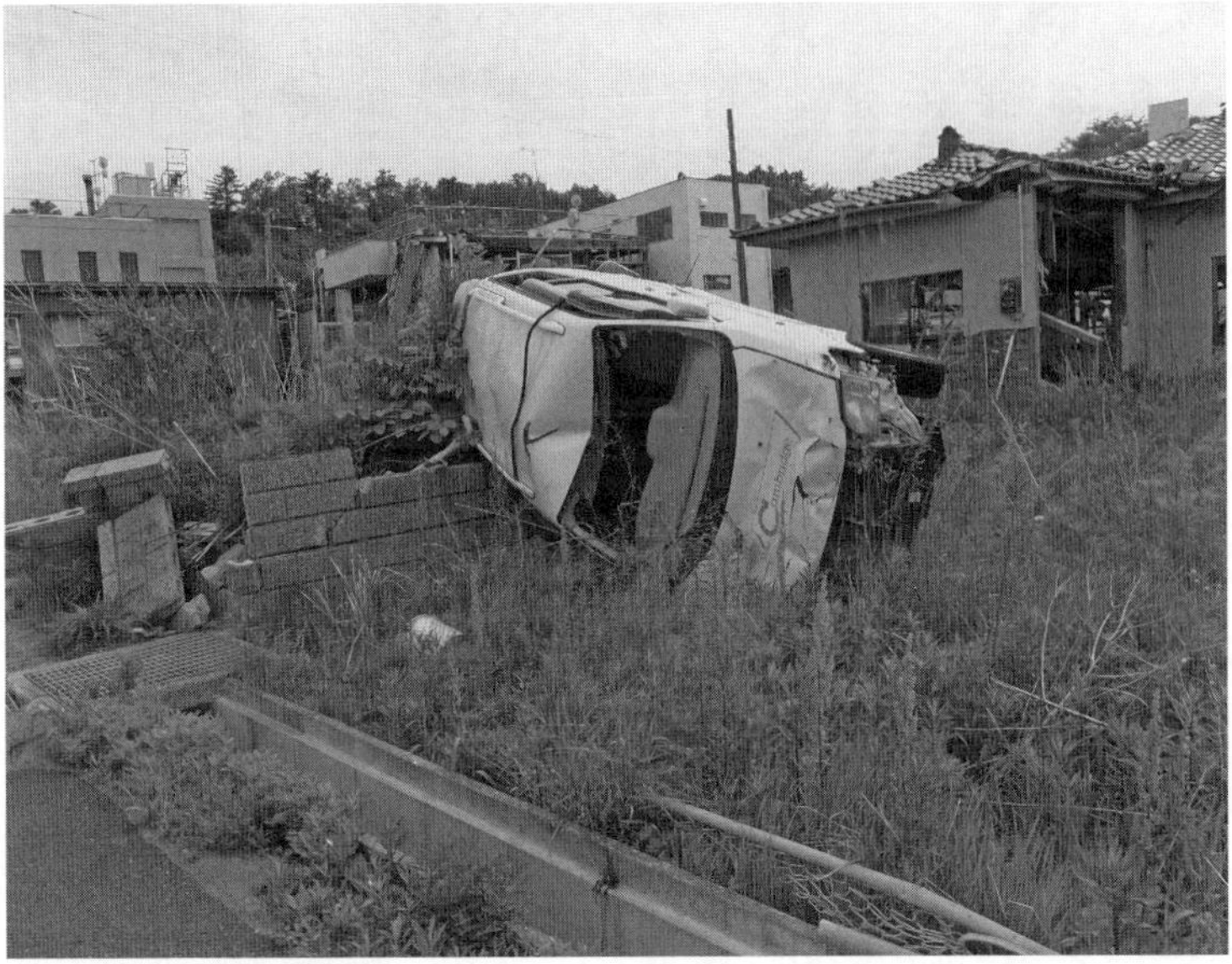
時間の止まった富岡駅周辺

桜で有名な「夜の森」にある並木へバスは入っていった。樹齢100年を超えたソメイヨシノなど1500本が道の両側に並び、開花時には見事な桜の花のトンネルをつくる。その面影を偲びたいところだが、空間放射線量が3・69μSv／hもあっては、とても桜の樹木を静かにながめる気持ちになれない。

不通になっているJR常磐線は、海から3kmほど内陸を走っているが、富岡駅で海岸から300mほどの地にまでカーブしている。その富岡駅を訪ねバスから降りた。空間放射線量0・54μSv／hで、津波の痕が生々しい。

駅前広場から線路を越え、プラットホームに入る。駅舎の建物は全て壊され、ステンレス製のパイプの手すりやホームの屋根だけが残っている。海岸までの間にあった住宅は全て流され、その跡地には平地が広がっていた。一角には、除染した土や草などを入れた黒い袋のフレコンバッグが並び、その向こうに広がる海がすぐ見える。

駅前に小さな商店街があった。地震と津波で建物の壁や窓ガラスの多くは壊れ、店の内部は棚などが倒れて商品が散乱している。軽トラックが部屋の奥に飛び込んだり、壁がはがれて錆びた鉄骨がゆがんで突き出ている。表面が凸凹になって亀裂も走っている路地に入ると、電柱が大きく傾き何台もの乗用車が横転したままになっている。大破した車から雑草が生えて、かろうじて月日の経過したことがわかる。震災からまったく人手の入っていないガレキや草むらの下には、行方不明になった方たちがまだ助け出されずにいるかも知れない。

人工の音や生活感のまったくないそうした場所を1人で歩いていると、底知れぬ不安感に包み込まれた。生い茂った雑草の下からは、うめき声が聞こえてきそうでもあった。

南相馬に住み震災前から原発の危険性について、鋭い警告を発し続けてきた詩人の松本丈太郎さんは、連詩「かなしみの土地」の「6　神隠しされた街」で、次のように詠った。

雑草に踏み入れる
雑草に付着していた核種が舞い上がったにちがいない
肺は核種のまじった空気をとりこんだにちがいない
神隠しのまちはいっそうふえるにちがいない
私たちの神隠しはきょうかもしれない
うしろで子どもの声がした気がする

ふりむいてもだれもいない
なにかが背筋をぞくっと襲う
広場にひとり立ちつくす

松本さんが、1994年にチェルノブイリを視察してつくった詩であるが、今の私もまったく同じ心境であった。

原発事故は収束し、アンダー・コントロールされていると安倍首相はオリンピック招致決定の国際舞台で明言したが、そうでは決してない現実がここには確かにある。

楢葉町へ戻り、海岸の高台にある天神岬を訪ねた。木戸川をはさんで南側には、津波で全滅した前原地区の広大な平地を一望することができる。2013年の秋に私は、折り畳み自転車を使ってこの地域も一巡した。そのときにくらべ、セイタカアワダチソウの一面の黄色が消え、黒いフレコンバッグの群れが何本も草原に伸びていた。それはまるで、うごめく大蛇のようでもあり不気味ですらあった。

最後にバスが向かったのは、第一原発から20km離れた場所で、原発事故処理をする拠点として大切なJヴィレッジである。1日に3000人とも4000人ともいわれている作業員が、ここで着替えて原発の現場に向かう中継地点である。車窓からの見学で、行き交う車や徒歩の作業員と何人もすれ違った。どこにも笑顔はなく、それだけ大変な作業をこなしている苦労を感じた。

夕方5時に広野駅へ着き、JR常磐線へ乗り帰路に就いた。ソファーに腰を落とすと、どっと疲れが出てきた。

地震や津波だけの被害であれば、5年や10年もがんばれば、どうにかして復興の目途がそれなりにつくだろう。ところが放射能による汚染は、そんなレベルでは解決がまるでつかない。汚染された陸地や海や大気が、以前のように人々が安心して暮らすことができるには、いったいどれだけの長い年月が必要だろうか。

考えはじめれば無限に悩みは続く。しかし、逃げることができないとすると、問題を抱えた環境の中で人間は、どうにかして踏ん張って生きていくしかない。

そのときに役立つのが、人間の英知の1つでもある助け合いの協同である。福島の放射能汚染と正面から向き合い、協同を大切にした復興支援をすすめる県内の5つの医療生協の活動を知りたいと思い、実践の場を各地に訪ねた。

もくじ

はじめに……3

第1章　出会い、ふれあい、支えあい——浜通り医療生活協同組合

1　健康まつり……16
2　浜通り医療生協がめざすもの……23
3　新しい日本社会への道しるべを……27
4　絵はがきに込めたふるさとへの想い……32
5　被災地の惨状をどう伝えるか……38
6　被災地を視察して……47
7　ＦＴＦ搭載車を走らせて……54

第2章　核害のまちに生きる——郡山医療生活協同組合

1　ぼたんの会……60
2　郡山医療生協の動き……69
3　核害対策……74

4　共に学び、共に考え、共に生きる……78
5　核害のまちに生きる……83
6　市民科学者養成講座……89
7　子どもを守れ、命を守れ、未来を守れ……95

第3章　健康な暮らしのパートナー——福島医療生活協同組合

1　仮設住宅での茶話会……104
2　福島医療生協の概要……110
3　みんなで健康チャレンジ……120
4　野菜を仮設住宅へ届け……125
5　組合員による食品の放射線測定……130
6　内部被ばく検査（ホールボディカウンター）……136

第4章　いのち輝く明日めざし——きらり健康生活協同組合

1　忘れない・語り継ぐ・これからも……142
2　きらり健康生協の概要……149
3　フクシマを核時代の終わりの始まりに……153
4　ひまわりプロジェクト……160
5　健康な体づくり……168
6　きらり健康キッズホリディ in 東京……174

第5章　輝くいのちのために――会津医療生活協同組合
1　子どもや孫のため　182
2　会津医療生協の概要　191
3　言葉を唯一の武器として　196
4　復興支援を伝えて　206
第6章　被災者まるごとの健康を――健康民権運動　215
あとがき　223
◆巻末資料――日本医療福祉生活協同組合連合会　東日本大震災ニュース（一部抜粋）　225

福島県の５医療生協

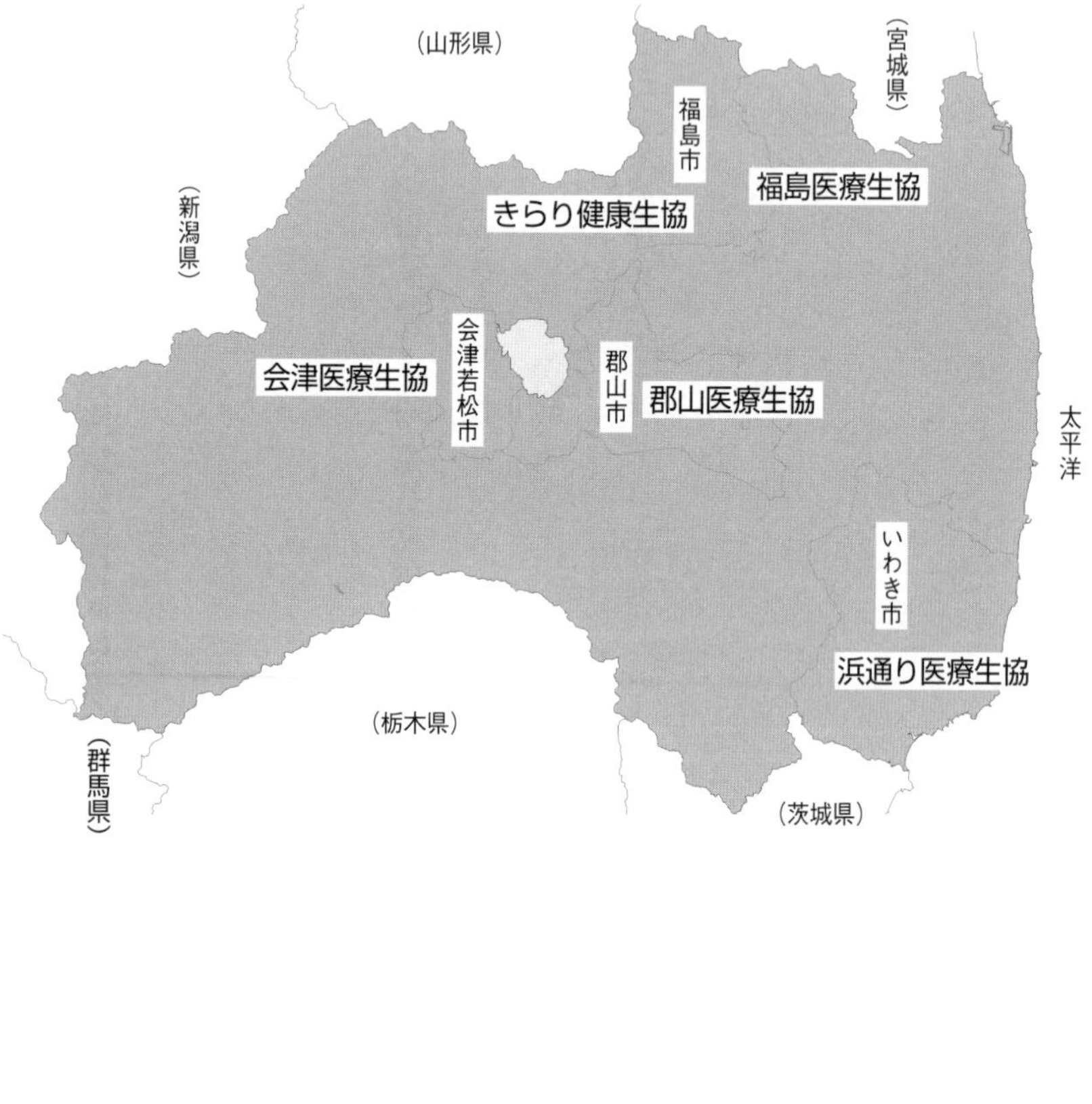
（山形県）
（宮城県）
福島市
福島医療生協
きらり健康生協
（新潟県）
会津若松市
郡山市
会津医療生協
郡山医療生協
太平洋
いわき市
浜通り医療生協
（栃木県）
（群馬県）
（茨城県）

第1章

出会い、ふれあい、支えあい

——浜通り医療生活協同組合

1　健康まつり

出会い、ふれあい、支えあい

「ドドーン！　ドドドーン！」

澄み切った秋空に、「さくらんぼ太鼓」の元気な音が吸い込まれた。いわき市にあるさくらんぼ保育園保護者10人は、揃いの黒いTシャツを着て会場中央の舞台上に並び、大太鼓と締太鼓を組み合わせてオープニングを飾った。

２０１４年10月19日10時から、いわき市の海岸近くにある三崎公園の駐車場で、浜通り医療生協は第20回健康まつりを開催した。事故を起こした福島第一原発のある双葉郡からの避難者といわき市の住民を交え、健康について考える機会と、仲間や地域の人々との輪と絆を広げることが目的である。

このため、いわき市、富岡・浪江・双葉・広野・大熊・楢葉の双葉郡各町と、パルシステム福島、いわき民報社や福島テレビなど地元のマスコミ各社の29団体が後援していた。さらに景品での協力は、いわきガス株式会社や株式会社伊藤園など16社からあり、協賛した各地の医療生協や同労組は、北は青森から南は沖縄まで30団体にもおよんだ。２０１３年の同健康まつりに際して、日本医療福祉生協連から全国の医療生協へ次の文書を発信し寄せ書きなどの支援を訴えた。

「浜通り医療生協では、震災発生当初から被災者の方への支援を続けています。しかし、２年半が過ぎた現在でも、被災地の復旧・復興はみえていません。また、双葉郡よりの移動者も2万4000人を超え、息の長い支援が必要となっています。今回の健康まつりは、ともに住む『いわき市民と双葉郡町民の融和と協同』の架け橋となるために開催されます」

それに応えて集まった激励の言葉などを書いた色とりどりの旗が、今年も会場の入り口横に並んでいた。

舞台では、健康まつり実行委員会より開会の挨拶があった。

「浜通り医療生協は、『出会い、ふれあい、支えあい』を合言葉に、日々事業と活動にまい進しています。健康まつりにご参加のみなさんを先頭に、生協運動の精神を力に、住みやすい暮らしやすい地域をめざし、ともに力を合わせて努力していこうではありませんか。最後までお楽しみください」

会場は、200席のパイプ椅子を並べた中央舞台を囲み、6つのゾーンにテントが並んでいた。

Aゾーン：受付や全国から届いた名産品など

Bゾーン：労組青年部のラーメン、健康管理室の田楽おでん、平和委員会のそば・うどん、浜通り医療生協の各支部による手づくり料理、大熊元気会の小物など、組合員と職員による模擬店

Cゾーン：いわき食彩館の地場野菜のスープセット、小名浜美食ホテルのカジキメンチ、いわき学園の菓子パン、ふたばの里の小物など、地場商品を扱う店や地域で活動する団体や法人

Dゾーン：物忘れ早期発見タッチパネルや足指力測定や転倒骨折予防教室の介護福祉部、健康チェックの看護部、血管年齢測定の検査科、モツ煮込みや甘酒のヘルパーステーションなど、医療生協の祭りならではのコーナー

Ｇゾーン：竹コーナー、いわき水道局、いわき湯本温泉足湯、広野町や楢葉町の仮設住宅の自治会の店

Ｅゾーン：海産物、干し芋、果物・野菜、漬物、雑貨など小名浜市民や朝市の協賛出店

医療生協のイベントらしく、開会前から健康チェックや血管年齢測定のテントの前では、すでに行列ができていた。またＤゾーンの横には国内初の移動式で、全身のガンマ線を検出する体表面放射線測定器（ＦＴＦ：ファースト・トラック・ファイバー）を搭載した車もあった。日本生協連からの募金３５００万円で購入し、２０１３年８月から稼働して各支部や仮設住宅などへ出かけ、これまで１７００人以上を測定した。

また市内の仮設住宅で暮らす双葉郡住民らによる料理や、手芸品の各種模擬店などが並び会場を盛り上げていた。

楽しいステージ

中央に設置したステージでは、いわき市ご当地アイドル「Baby《ベイビー》 Tiara《ティアラ》」の４人の少女が登場し、若さあふれる歌と踊りで会場は一気に盛り上がった。インターネットの専用サイトでは、トップで次のように報告している。

「２０１１年3月11日東日本大震災で変わってしまった、多くの人の運命。今の私たちにできることは、いったい何だろう？　そして、私たちにしかできないことは、いったい何だろう？

その何かがわかった今……Baby Tiara は、チャリティーコンサートとして活動しています‼」

さらには日本初のチャリティーダンスユニットとして、ライブなどの公演をし、その収益を震災孤児・遺児をみまもる会へ寄付しているというからすごい。火の車太郎さんによるコミカルマジックに続き、いわき徳姫よさこい倶楽部による「よさこいソーラン」があった。子どもから大人まで20人ほどが揃いの赤と緑のTシャツ姿で激しく踊り、曲に合わせて横ではオレンジの大きな旗を振っていた。インターネットでは、次のように発信している元気な集団である。

「継続は力なり！　踊る喜びに感謝し、今ここに居ます。人に笑顔を町に力を、祭に華を咲かせましょう♪　キラキラ輝く美しい海、いわきのチームです。さあみなさまごいっしょに〝いわきどんわっせ〟」

次に登場したライトブルーのワンピース姿のクラップスチアリーダーズは、舞台だけでなく観客席の横にも立って若さあふれる踊りを展開した。仙台と福島を中心に活動するチアリーダーチームで、3歳の幼児から年配の女性まで多数参加し、各地によってジャズダンスやバトンを取り入れたり、表現力を身につけるためレッスンをしたりとさまざま工夫している。

フラ・タヒティアンダンスを、子どもから年長者まで世代を超え楽しく踊っているハーラウ・ラウラーナニが、濃いオレンジや紫などの衣装で舞台に立ち、テンポの早いリズムに合わせてフラダンスを披露し、会場の盛り上がりも最高潮に達した。

浜通り医療生協の健康づくり委員会による健康体操もあり、明るい女性のインストラクターを中心に、男女の組合員も舞台で協力して演じ、最後はザ・ピーナツの「恋のバカンス」の軽やかなリズムに合わせ、観客の誰もが気軽に楽しく体を動かしていた。

12時50分からは、参加者お待ちかねの抽選会である。受け付けで配布したチラシに通し番号が印刷

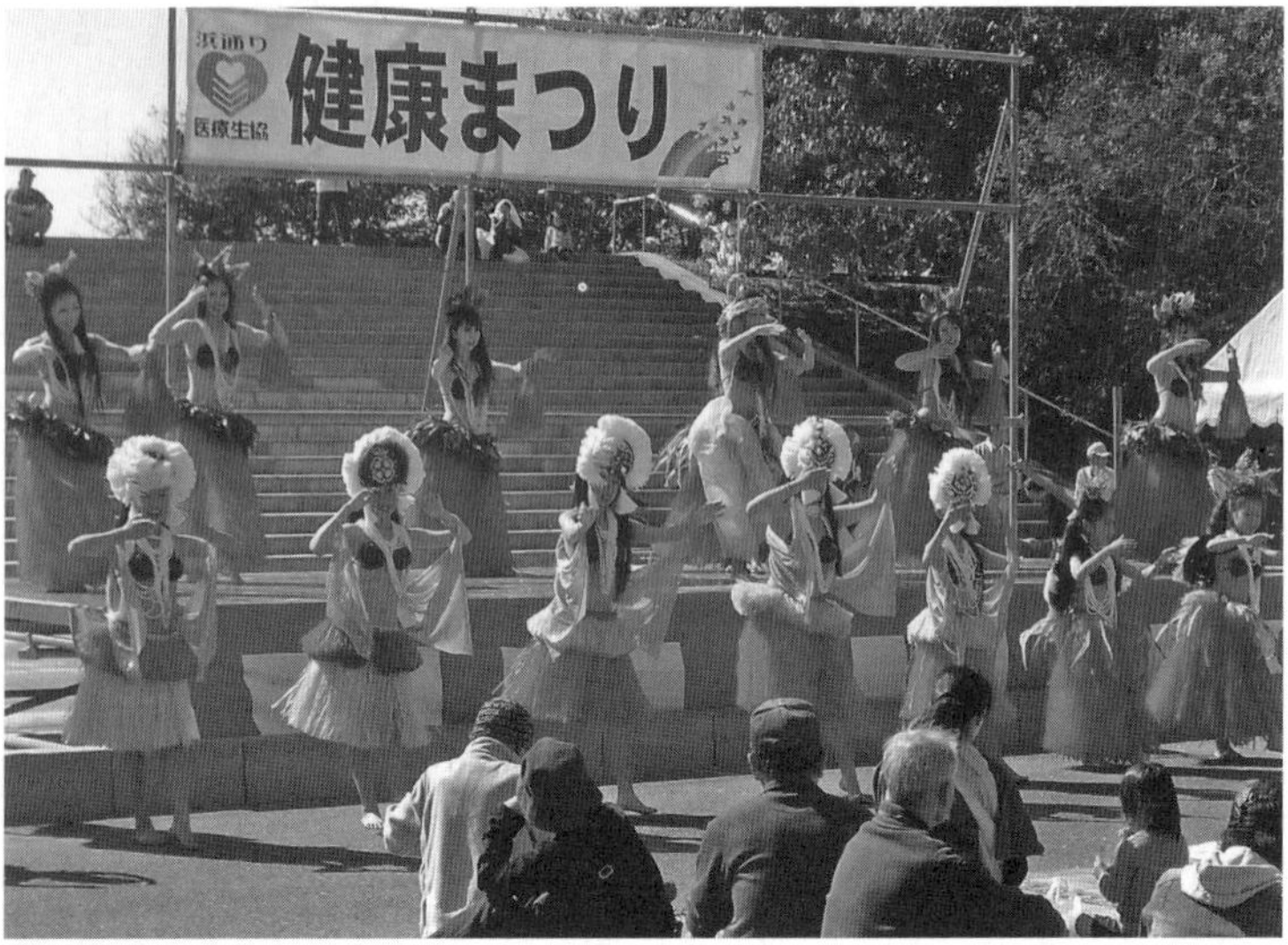

健康まつりの舞台

してあり、舞台で理事長が箱から取り出す番号の読み上げるたびに、会場はざわめいた。運良く当たった人は大喜びで前に出て、新米などの景品を受け取っていた。

次の舞台は2007年に結成して、いわき市を中心に活動している女性音楽ユニットの花音《はなおと》が登場した。音楽を通して、嬉しいときも悲しいときも花のように寄り添いたい願いを込めた名称で、ボーカルとキーボードの若い2人が、オリジナルの曲をいくつか心込めて歌ってくれた。震災直後は、オリジナルの復興応援ソングを収録したチャリティCDを作成するなどしてがんばっている。

舞台の最後は、地元の福島県立いわき海星高校の「じゃんがら念仏踊り」である。いわき市に古くから伝承する郷土芸能で、鉦《しょう》や太鼓を打ち鳴らしながら新盆を迎えた家を供養して回る踊念仏の一種である。夏の風物詩としても有名となり、市の無形民俗文化財に指定され沖縄のエイサーの原型になったとの説もある。なお同校は生徒2名が犠牲になり、海辺にある校舎も津波で大きな被害を受け、犠牲になった生徒や地域の人たちを供養する気持ちも込めている。

全国からの支援も

健康まつりには、奄美医療生協から1人、鹿児島医療生協から2人、さいたま医療生協から4人、ながおか医療生協から5人が支援に来て、Aゾーンで販売の手伝いをしたり、他のブースを訪ねて交流したりしていた。

専務理事も来場したながおか医療生協は、①日常業務から離れ同期の仲間とリフレッシュする、②生活圏内から出て視野を広くする、③被災地支援において自生協と他生協の協力関係が継続していることを知る目的で、新人3名の研修も兼ねていた。

その新人の感想文である。

テレビで観ていたのより実際に行くと、自分が思っていたよりも全く違って復興していなくて驚いたのと、辛くなったのと2つの気持ちになりました。それでも被災地の方々は、すごく明るくて震災に負けないように毎日がんばっていて、それを見て私も、辛い事や逃げたくなる事があっても負けずにがんばろうと思いました。

有意義な研修になっている。なお、全国からこの健康まつりに届いた物資は、表1である。

1500名が参加し、楽しい健康まつりは無事終了した。

表1　浜通り医療生協へ全国から届いた品物

青森保健生協	りんごジュース、源たれ、ほか
八戸医療生協	にんにく
盛岡医療生協	チョコ南部、ワインゼリー
会津医療生協	喜多方ラーメン
栃木保健生協	日光甚五郎煎餅、栃の葉サブレ
はるな生協	ガトーフェスタハラダのラスク
利根保健生協	小物
医療生協さいたま	ココロンぬいぐるみ、草加せんべい
川崎医療生協	川崎大師の飴、だるま
医療生協かながわ	有明ハーバーダブルマロン
ながおか医療生協	コシヒカリ
みなと医療生協	きしめん
富山医療生協	とろろ昆布
福井県医療生協	昆布商品
宝塚医療生協	たんさんせんべい
福山医療生協	尾道ラーメン、米
広島中央保健生協	みかん
岡山医療生協	高松稲荷せんべい
津山医療生協	梨
松江保健生協	菓子
新居浜医療生協	せんべい
徳島健康生協	スダチ
高知医療生協	ミレービスケット
高知医療生協労組	ゆずジュース
佐賀県医療生協	小物
大分県医療生協	せんべい
大分県勤労者医療生協	醤油
筑後保健生協	福岡海苔
鹿児島医療生協	桜島小みかんキャンディ
奄美医療生協	みそピーナッツ、銘菓セット
沖縄医療生協	ちんすこう、ぬちまーす

2　浜通り医療生協がめざすもの

親身になって病気を診てくれる病院を

１９６７年に組合員４０８人で設立した浜通り医療生協は、福島県の浜通りと呼んでいる太平洋側の、南部に位置するいわき市を中心に事業を展開している。１９９８年に発行した「設立30周年にあたって」の以下のあいさつ文が、コンパクトに全体像を教えてくれる。

「１９６０年代は、いまわしい第二次世界大戦が終結し、世の中もやっと落ち着いてきた頃でしたが、『過労と貧困は、医療機関の人手不足と相まって、多くは手遅れとなり慢性化をきたし』（浜通り民主診療所設立趣意書）、病気になっても医者にかかりにくいのが実態でした。

レッド・パージ等の事情で炭鉱を離職した人たち、失業対策事業に従事した人たち、生活と健康を守る人たちが中心となり、『親身になって病気を診てくれる病院を私たちの手でつくろう』という運動が起こり、福島県ではじめて民主的な医療機関としての浜通り民主診療所が１９６７年８月に開設され、同年12月に浜通り医療生協が設立されました。

以後30年にわたって、組合員や歴代の職員の献身的な努力によって３つの院所、１万人を超える組合員を擁する組織に発展してきました。

連続する医療制度の改悪によって、私たちの命と健康が脅かされようとしている現在、これから立

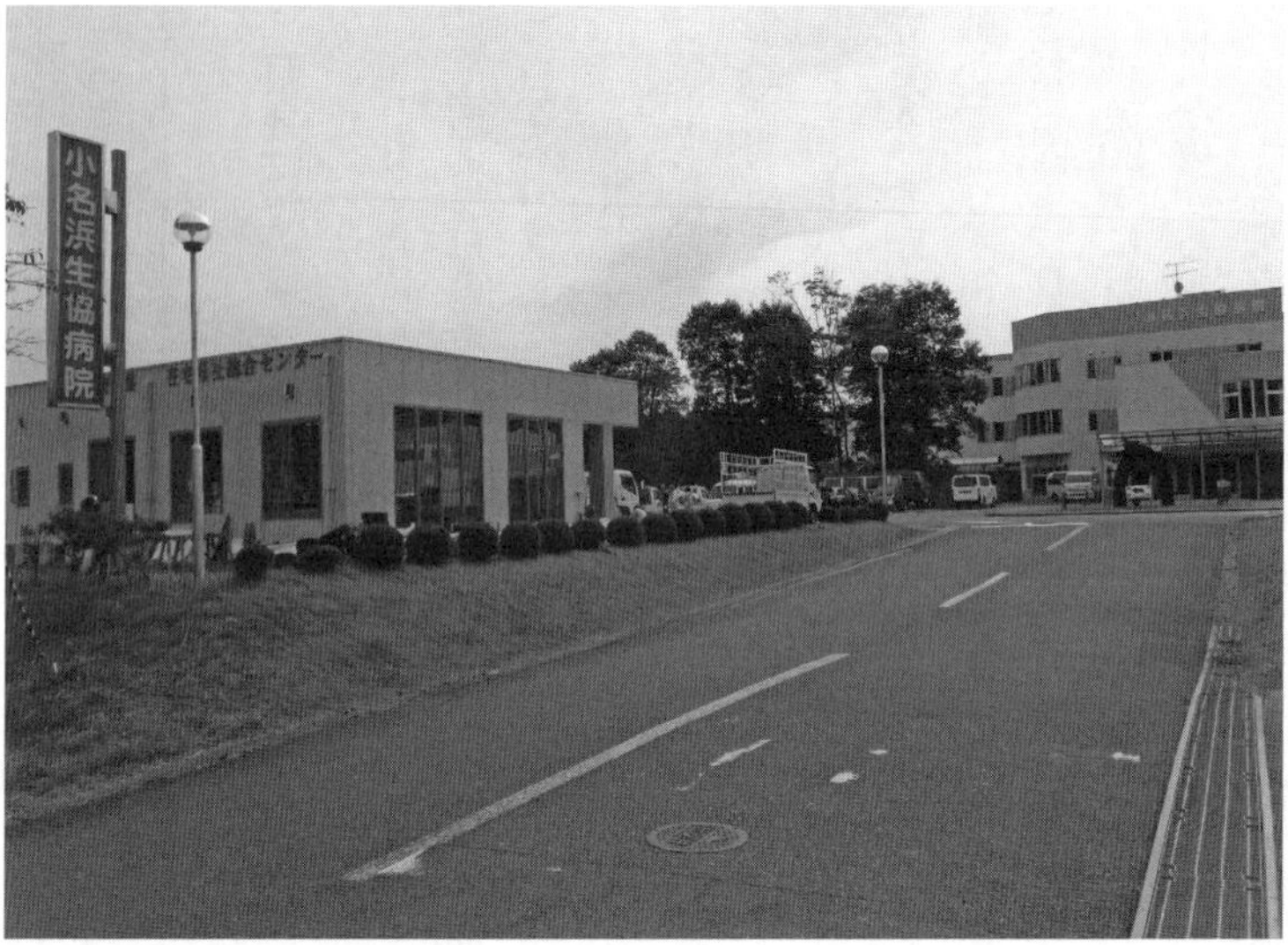

浜通り医療生協 小名浜生協病院

ち向かう運動をくり広げていく事はますます重要になっています。（略）」

より詳しい浜通り医療生協の概要について、同ホームページで以下の紹介がある。

医療福祉生協とは、生活協同組合のスローガンである「一人は万人のために　万人は一人のために」の精神で、くらしの中での願いや生活課題に対して、地域の住民の方たちと協同して、その実現のために運動する。自分たちの医療機関（病院やクリニック）や介護・福祉施設（高齢者住宅・ショートステイなど）の運営や経営に意見や要望を反映させ、よりよい施設づくりに参加する。自分たちが計画した催しなどの成功のため力を合わせる。そんな組織が医療福祉生協です。

浜通り医療生協は、「親身になって病

気を診てくれる病院を私たちの手でつくろう」という願いを持ち寄ってつくられました。「親切でよい医療」「心の通いあう医療」のために、日々努力しています。また、お年寄りや子どもが安心して住み続けられるまちづくりをめざし活動しています。浜通り医療生協に加入すると、

1、病院やクリニックなどの医療機関を利用できます。　2、健康や悩み事の相談ができます。　3、訪問看護、訪問介護、デイサービス、高齢者住宅などの介護・福祉に関する相談やサービス、施設の利用ができます。　4、健診やドックを組合員価格で受診できます。　5、診断書やインフルエンザワクチン接種などが組合員価格となります。　6、浜通り医療生協が主催する健康まつりなどの催しや勉強会に参加できます。　7、班やグループをつくり、健康維持・増進のための活動ができます

■浜通り医療生協の沿革

1967年　浜通り診療所内に福島県医療生活協同組合が設立
1968年　福島県の認可を受け、浜通り医療生活協同組合となる
1980年　小名浜生協病院開設（33床）
1993年　塩屋崎病院経営権取得　塩屋崎生協病院に改称（80床）
1996年　訪問看護ステーションかもめ開設
1997年　小名浜生協病院老人デイケア施設「虹の家」開設
1999年　塩屋崎生協病院老人デイケア施設「とどろの家」開設

２００２年　小名浜生協病院・塩屋崎生協病院を統合し、現小名浜生協病院を開設
２００３年　デイサービスセンター「虹の丘」開設、宅老所「結《ゆい》」開所、宅老所「拓《ひらく》」開所
２００６年　デイサービスセンター「岡小名」を開設
２００８年　旧塩屋崎生協病院を改築し、ショートステイ塩屋崎を開設
２０１３年３月31日　現在の事業所は、医療事業2、福祉事業6、医療福祉等付帯事業2
組合員は1万５９３９人。

震災直後の取り組み

震災直後の２０１１年３月26日に浜通り医療生協の理事会があり、津波の犠牲になって死亡した6名に黙とうした後で、理事長の伊東達也さん（72歳）は次のように話した。

「病院機能の維持に全職員が奮闘し、待ち望まれた外来診察や介護事業の再開にこぎつけることができました。理事と職員のがんばりで、水とガソリンの確保もフル回転でおこなっています。また日本医療福祉生協連や全日本民医連など、全国からの支援をたくさん受けています。地域から期待される医療生協の力を、今こそ発揮したいものです。みなさんも職員も疲れのピークと思いますが、理事会として復興にこれからも全力で当たりましょう」

被災した地域の期待に全力で応えようとする精神は、その後も休むことなく続いている。

3　新しい日本社会への道しるべを

新しい日本社会への道しるべを

被災地を視察する前の２０１４年5月に、浜通り医療生協を訪ねた福島県生協連の一行は、伊東達也理事長から歓迎の挨拶を受けた。

「3年も経ってこちらでは、精神や医療の問題が浮かび上がっています。92名いる浜通りのある自治体職員のメンタル調査をしたら、15%が大うつ病障害で、さらには8人が自殺の危険があるとわかり、住民を支える職員も内面に問題を抱えています。

5月19日に子どもの健康問題について、３・11のとき18歳未満だった37万人の甲状腺検査が、３年で一巡した結果、50人のがんが確定し39人に疑いがあると発表されました。

こうした結果を県民がどう考えるか、たいへん微妙です。結論の出ない問題で、専門家でも意見がわかれています。原因を放射能に、求めがたいとの結論になるのかもしれません。この問題で、感情の対立を生まないようにしていかなくてはなりません。ましてや人格を傷つけるような言い方は、絶対にしてはいけません。病気になった子どもに、みんなで寄り添うことが何よりも重要です。

県民の中には、『放射能が関係している』と言ってほしい人や願っている人がいます。他方で、『口が裂けても放射能が関係していると言ってくれるな』と考える人もいます。

3年以上経っても、それだけ福島県民の悩みや苦しみは深いのです。そのことをご理解いただいた上で、被災地の視察をしてください。最後に職員にしても組合員にしても、今回の震災で協同組合の存在する意義をものすごく認識しました。その意識があるだけでなく、これほど力になるものであることがヒシヒシと感じたものです。進退が窮《きわ》まったとき各地からの励ましのメッセージが、いかにわれわれの力になったことか。本当にありがとうございました」

マスコミなどでは流れていない被災者や福島県民の深い悩みなどについて、伊東理事長はていねいに語ってくれた。進退窮まる大変な中だからこそ、協同組合の力くを大きく感じられたとの言葉が印象的であった。

10月の第20回健康まつりの会場では、「原発震災から3年半、福島はいま」というタイトルが入った文書を伊東理事長から私はいただき、そのいくつかを解説してもらった。

「改めて確認したのは、福島第一原発の事故は、世界で3度目の苛酷《かこく》な事故ですが、地震を引き金にして発生した原発震災となったのは世界ではじめてです。

福島県は地震で被害を受け、津波で被害を受け、原発事故で被害を受けました。日本史上、最大にして最悪の公害といえるのは、被害があまりにも深刻、被害が広範囲、被害額が大きい、地域の復旧・復興に長い時間がかかるからです。原発震災による被害の深刻さを、3年半経った福島に見てみます。

第1に、国土の喪失です。人が住んでいない強制避難区域は約1000㎢にもなり、東京都の約半分です。

第2は、生活手段を奪われ人生を根本から狂わされた避難者が、16万4700人から12万7500

人に減少したとはいえ、今も多数の人々が家族そろって住む家もありません。将来への展望もなく、心身の不調やアルコール依存症が増加しています。

第3は、命が奪われ続けていることです。震災関連死はこの10月18日で1783人にもなり、直接死の1603人を超えています。さらには原発事故を原因とする自殺が56人で、仮設住宅での孤独死が34人も出て、今後も残念ながら増えそうです。

第4に、深刻化する被害で、農業や漁業から教育、医療、福祉などと、福島県の全産業に損害を与え続けています。たとえば教育現場では、休校や廃校がいくつも出ています。

第5には、ふるさとへ帰れない人々の激増で、全住民が避難したため役場を移転せざるを得なかった9町村のうち、戻ったのは川内村と広野町の2町村だけで、それも2年経ってもいずれも住民の3～4割程度しか戻らず、若い世帯はほとんど戻っていないようです。ほぼ全町が帰還困難区域に指定されている双葉町と大熊町では、2014年6月発表の復興庁のアンケートに、現時点で戻らないと決めていると答えている人が、それぞれ67％と65％に急増しています。

第6に、持ち込まれる分断と対立です。高い放射線量にさらされ、多くの住民が苦しみと不安、ストレスの中で暮らしていると、地域社会が第一原発からの距離で分断され、放射線量で分断され、津波被災と原発被災との対応の違いなどによって、県民の中に対立が持ち込まれています。さらにこの大事故の責任を誰も取らないことへの、怒りや不満が沈殿しています。

県民が力を合わせて困難を乗り越え、東電や政府などに解決を求めるのが当たり前なのに、被害者同士が対立し、不満や不安・怒りからくるうっ憤が、同じ被害者に向けられており、県民連帯の拒みを乗り越えることが求められています。

第7に、東電が賠償を小さくしていることです。強制避難者への賠償の基本的な問題点は、それまでの生活を丸ごと奪われた被害実態に目をふさぎ、生活再建にほど遠いものとなっていることです」

言葉は短くても、それぞれが重い意味を含んでいる。伊東理事長は、静かに淡々とさらに話した。

「こうして数多くの課題を抱えて震災4年目を迎えています。課題はいくつもあります。

まず1つ目は、事故収束と廃炉の見通しです。汚染水だけでなく、溶けた燃料の取り出しがあります。

2つ目は、放射線による低線量被ばくの健康診断、検査や医療の継続的な補償です。原因論争に終わらせず、特に子どもたちへの対応が大切です。

3つ目には、言われなき偏見による差別を広げないための学校教育や社会教育の推進で、科学と社会がかかわる問題を、どう自分自身で考えるのか学ぶことです。

4つ目は、原発労働者の賃金・労働条件・健康管理の改善がますます重大になっています。原発労働者は、事故前から必要な時だけ作業員を集める多重下請けや偽装下請け構造となっており、ひどいピンハネが横行し、危険手当すら労働者に届いていません。しかも被ばく線量が高くなると辞めさせられることが多く、使い捨てにされています。

5つ目は、県内全10基の廃炉は福島県再建の大前提であることです。県民の80・7%や、県議会をはじめ59市町村の全ての議会と町村長会も、全10基の廃炉を求めていますが、東電も政府も第二原発の4基は廃炉にすると明言していません。福島県で全基廃炉となれば、県民生活の将来に新しい希望と展望をもたらすことになり、同時に日本から原発をなくす大きな第一歩となります」

そして最後に、２０１４年5月の福井地方裁判所による「大飯原発3、4号機運転差止請求事件判決」に言及した。

「原発は電気を生産する社会の重要なものだが、その稼働は憲法上において人格権の中核部分よりも劣位に置かれるべきもの。自然災害や戦争以外で、この根源的な権利が極めて広範囲に奪われる事態を招く可能性があるものは、原発以外に想定しにくい。この原発の危険性の本質をもたらす被害の大きさは、福島原発事故で明らかになった。福島原発事故以後、この判断を避けるのは裁判所に課せられた最も重要な責務を放棄するに等しい」

この判決文を高く評価した上で、以下のように締めくくった。

「この判断は、裁判所だけに求められているものではありません。福島は多くの墓標を立て続けてきました。福島から原発をなくし、自然再生エネルギー先進県にすることは、福島の地に将来へ向けた新しい日本社会への道しるべを打ち立てることになりますね。私たちは今回の大事故に屈することなく、その実現に向けて進む決意を一層固めています」

伊東理事長は、浜通り医療生協の理事長であると同時に、原発問題住民運動全国連絡センター筆頭代表委員でもある。医療生協の枠内にとどまらず、より幅広い視点でいくつもの復興課題に正面から向き合っている。

4　絵はがきに込めたふるさとへの想い

希望は捨てない

浜通り医療生協の本部事務所にはたくさんの震災関連の資料が置いてあり、それらを順番に見せてもらった。コピーや雑誌や新聞もあれば、ＤＶＤもあって内容も多彩である。いわき市における震災直後からの復興の取り組みがわかるものばかりであった。

その中にカラーの絵はがきがあった。５枚組のＡ、Ｂ、Ｃのそれぞれのセットは、各５００円で販売し売上金を復興支援にまわしていた。それぞれ手書きの絵で、事業所利用委員会とふくし活動委員会（ボランティア委員会）に所属する、浜通り医療生協理事である早川千枝子さん（70歳）の作だった。早川さんは、絵はがきに自分を再び奮い立たせる想いを以下のように込めている。

あの日私たちは故郷を失いました。原発事故からもうすぐ3年。

夜　目をつぶる時　何度願っただろうか。

「すべてが夢であればいいのに……」

朝　目が覚めた時　何度思っただろうか。

「もう元には戻れないのかもしれない」

避難先での生活も3年。ふと気持ちの緊張が途切れてしまった時に、懐かしい故郷の匂い、

風、光、空を思い出すと涙があふれてくる。それでも前を向いて歩こう。今は前を向いて。そうして再び自分を奮い立たせる毎日。

私はこの3年間多くの方に応援していただきました。この絵はがきを通して知り合った方にも、たくさんの心温まる励ましの言葉をいただきました。私は多くの人に支えてもらっています。

その方たちのお気持ちに応えるためにも、今私にできることは、原発事故の本当の恐ろしさを伝え続けていくことだと思います。

絶対に希望は捨てない。いつか故郷に戻れる日を信じて。

Aセットは、「原発事故。そして今、故郷への想い。3・11東日本大震災・福島東京第一原子力発電所の事故。故郷を追われ、避難先から故郷を想う」として以下の5枚である。

1枚目は、広い道路を真ん中にした町並みが伸びている。その空に「みんなどこへ行ったの?」と添えている。故郷でいっしょに暮らした友だちが、震災によって各地へ点在してしまった。その一人ひとりのことを心配して描いている。

2枚目は、草むらの向こうに一面の黄色い野原がどこまでも広がっている。そこに書いてあるのは、「数億本のセイタカアワダチソウの群生地　楢葉町　だれか見に来てくれるかな……」。生命力の強い外来種のセイタカアワダチソウは、津波が押し寄せて全滅した水田に蔓延し、その花で広大な平野が黄金色になる。一見華やかにも見えるが、そこに人の営みはなく見ていると寒々してくる。

3枚目は、線路が途中から雑草でおおわれ、先が見えなくなっている。それには「線路は続くよ　どこまでは」と書いてある。元の歌詞は、「線路は続くよ　どこまでも」であるが、原発事故によって不通となったＪＲ常磐線は、いたるところが雑草でおおわれレールは赤く錆びついている。

４枚目は、地域の避難場である集会所のスケッチである。その広い前庭には黒い小山があり、柵で囲い「立入禁止」の立札があり、「近寄らないで　汚染物質の仮置場です」と添えてある。汚染物質とは除染した放射性廃棄物で、持っていく場所がなく避難場所に置いてある。これでは安心して避難することもできない。

５枚目は、県道35号線でもあるいわき浪江線で、浪江58kmと書いた道路の標識である。そこには、「浪江まで58km昔はね！　今は宇宙より遠くなってしまった」と書き添えてある。原発事故の前までは、58km先まで行くこともできたが、その後は寸断されてしまい、この道を走ることもできなくなったので、距離のある宇宙よりも遠くになってしまったと早川さんは嘆いている。

Ｂセットは、「故郷への想い　原発事故から3年。故郷を追われ、避難先から故郷を想う」として、次の５枚の絵はがきである。

１枚目は、全身を白い防護服でおおった2人の1人は立ち、もう1人は座って前をジッと見つめている。その絵には、「自分の家に帰る時の制服」と書いてある。わが家へ帰るために、どうしてこんな服装にならなければいけないのか、上が決めつけた防護服の制服を着なくてはならないのか。理不尽な押しつけに反発している。

２枚目は、一見のどかな黄色い野原の拡がる田園風景である。そこには、「うさぎ追いし　かの山こぶな釣りし　かの川　むかしのことよ」とある。野うさぎがはね小川で魚を釣った故郷は、見た目には同じでもすっかり過去のものになった悲しみをつづっていた。

3枚目は、早川さん宛ての封筒と書類を描いており、そこには「2011年3月10日発送の生協の手紙が、2013年3月2日手元に届いた。いわきから2年かけて楢葉の私の所へ!!」と添えてある。いつもであれば郵便物は、いわき市から隣の楢葉町までは次の日に届いていた。それが何と2年もかかって届いたのだから、本人だけでなく誰もが驚いてしまう。

4枚目は、黄色い2つの花と緑の葉っぱが描いてあり、「裏山の山吹　色鮮やかに咲きはじめました。自然は今まで通り……」とある。家のまわりの自然は、以前のままの四季折々の姿を見せているが、人間の愚かな行為で放射能が汚染したことを告発している。

5枚目は、富士山よりも高く上がった親子4匹の鯉のぼりで、大空にゆっくりとたなびいている。子どもの鯉のぼりの下には、「もっともっと高く泳げ　日本のどこに居る子どもたちにも見えるように」と書いてある。原発事故によって全国各地へやむなく散らばった福島の子どもたちへ、鯉のぼりを見せて少しでも元気になってほしいとの思いだろう。

Cセットは、「原発事故を経験して、伝えたい現実と避難者の想い。あの日、すぐに戻れると思っていた故郷。人の姿が消え、時間が止まってしまった町」とし、以下の5枚組である。

1枚目は、1本の長い道路が、紅葉した木立の間を真っ直ぐに遠くの山まで続いている。そこには、「長く辛い原発ゼロへの道」と添えてある。福島第一原発事故の原因究明もあいまいなままで、すでに原発再稼働や原発輸出などの動きが急ピッチで進んでいる。経済優先の掛け声がより広がって、原発についての安全神話が復活しつつあり、原発ゼロへの道のりは長く険しいものになりそうである。

2枚目は、信号機の下の交差点で、停めた車の横にヘルメット姿の担当者が立ち、検問所と書いてある。その絵には、「通りゃんせ通りゃんせ　ここはどこの細道じゃ」と添えてある。原発事故前は自由に通ることができた細道なのに、今は検問所で身分証明書を提示し、担当者から通過許可証の確認をしてもらわないと通ることができなくなったことを嘆いている。

3枚目は、民家の向こうに一面の黄昏が広がり「故郷の夕焼けもこんなかな」と添え書きしてある。避難先の仮設住宅からながめた夕焼けだろう。戻ることのできない故郷も、きっと同じような美しい空になっているだろうと想像し、懐かしんでいる切なさを感じる。

4枚目は、林をバックにして耳を立てた1匹の動物が、こちらをジッとにらみつけている。空に、「お前はだれ！　ずっとおれだけだったのに!!」と書き込んである。原発事故によって人々が家を離れ、無人になった家に新しい住人となった猫が、突然姿を現した人間に向かって発している言葉である。それまで飼っていた牛や豚などの家畜だけでなく、犬や猫などのペットまでが生きるためやむなく野生化し、自然界も大きく様変わりをしている。放射能汚染は、人間だけでなく動物にも深刻な被害を与えている。

5枚目は、除染した土や草などを入れたたくさんの黒いビニール袋が、林の手前の平地一面に並び、「ここでは息を吸っちゃだめ　吐くだけよ」と書き添えてある。呼吸をせずに、息を吐くことはできない。放射性の除染物を置いた場所は、それだけ危険であることを強調している。

それぞれの絵はがきが、怒り、抗議、不安、哀愁など、早川さんの率直な気持ちを切々と訴えている。原発事故によって大きな被害の出ている被災地の、現状を理解する手掛かりになる。

愛してやまない故郷の姿

絵はがきには伊東理事長の次のような推薦文が添えてある。

「早川千枝子さんは原発事故で、夫の篤雄《とくお》さんと共に障がい者12人といっしょに、楢葉町からいわき市に避難してきました。楢葉町は、1年5カ月後の2012年8月から宿泊はできませんが、昼の立ち入りができるようになりました。

以来、篤雄さんが住職を務めているお寺（宝鏡寺）が気がかりで夫婦で何度も帰り、千枝子さんはその帰郷のたびに愛してやまない故郷の姿を絵にしてきました。千枝子さんは障がい者の施設長として、浜通り医療生協の理事として社会活動に励んでいます。篤雄さんは、楢葉町に東京電力福島第二原発が建設着手されたときから反対の裁判をたたかい、以来40年にわたり住民運動の先頭に立ってきました。今、お寺には事故後なくなった人たちのうち、いまだ納骨できない6人の方の遺骨が安置されています。

また、障がい者施設の弁当販売用の米をつくってきた水田を、除染物の仮置き場に提供しています。楢葉町への帰還がいつになるか、いまだ見通しは立っていません。絵はがきのお買い上げの益金は、篤雄さんが原告団長の損害賠償裁判と障がい者施設の援助に使わせていただきます」

ぜひ早川さんの絵はがきが1枚でも多く全国各地の支援者へと届き、被災地の現状に心を寄せるきっかけになってほしい。

5　被災地の惨状をどう伝えるか

百聞は一見にしかず

被災地の惨状を知るためには、既刊のたくさんのレポートもあれば、写真集やビデオなども効果的である。それでも昔から「百聞は一見にしかず」と言われてきたように、現地へ足を運ぶことによって、全身をすっぽりと被災地に置くと、匂いや音や気温なども自らの五感で受け止め、震災をより身近に感じることができる。

２０１２年の秋に私は、ＪＲ常磐線に乗って広野駅まで折り畳みの自転車を運び、駅前で組み立てて北上し、昼間だけ出入りのできた楢葉町を一周したことがあった。富岡町にも入りたかったが、鉄製のゲートが道を完全に塞いでいた。

国道６号をたまに車は走っていたが、富岡町近くの集落に入ると、まるで人の気配がない。屋根や塀など、地震で崩れた民家がいくつも並んでいるが、復旧作業などしている人は誰もいない。ベランダがあっても洗濯物は１つも干してないし、音楽などの人工の音はまったく聞こえない。甲高いカラスの鳴き声だけが耳に届く。そんな場所をしばらく１人で走っていると、これが現実の世界なのかと不安になってきた。まるで悪夢の中に迷い込んでしまったのではないかという怯えを感じ、何度も後ろを振り向いたりもした。それは集落から人間だけがいなくなったゴーストタウンそのものであった。

東日本大震災の惨状は、岩手県や宮城県でも多く見ることはできるが、人々の住んでいた場所で、復旧の手が少しも入っていない地域はあまりない。ところが放射能による汚染が高い福島県の原発周辺では、当時のままの姿があちこちに残っている。

震災の実態を知るためには、そうした現場に出向くことも効果的で、浜通りで原発の南に位置するいわき市から北上して視察する人が多い。そうした人たちにガイドを提供して便宜を図っている1つが、浜通り医療生協である。生協組織部の工藤史雄《ふみお》さん（37歳）は、そうしたガイドの1人として奮闘し、自らの活動を次のように紹介している。

浜通り医療生協から福島を発信――ガイド役　工藤史雄（浜通り医療生協組織部）

いわき市には毎週たくさんの団体や個人が、「福島の今の姿を知りたい」と訪れています。浜通り医療生協として受けただけでも、2013年の4月から12月までで50回を超えました。そのほかに、「完全賠償させる会」や各種市民団体、労働組合、個人のグループに至るまで、さまざまな人々が訪れています。市外県外の人だけでなく、いわき市の人たちも双葉の現状を見ておくべきと考え、私たちも生協の支部やいわき市民向けに被災地の視察を呼びかけています。

私がこうした見学受け入れや、各地に出向いての講演などに行くようになったきっかけは、県外の民医連職員と話をしていた時に、福島県内にいると津波や原発の話はそれなりに情報として入ってきますが、一歩県外に出るとその話が一気に減ることに気づいたからです。このままでは福島は忘れられてしまうという強い危機感を持ち、それ以来常に情報を発信することを意識しています。

広野町

いわき市から国道6号線を北に向かいます。四倉を過ぎ波立のトンネルをくぐると、遠景に白い大きな煙突が見えてきます。「あれが原発ですか」とよく言われますが、見えているのは東京電力の広野火力発電所の煙突です。東京電力は、原発は全て供給エリア外に持っていますが、火力発電所は逆に東電管内にあります。唯一東電の供給エリア外にある火力発電所がこの広野火力発電所で、最大出力は380万kWで1号機から5号機までが営業運転し、6号機は震災時に増設工事中でした。1、2号機は地震で、3~5号機は津波によって停止してしまったけれど、夏の電力危機に向けて突貫工事で復旧作業を進め、2011年の7月には送電を再開しています。今は6号機の本体工事も終わり、往時3000人ほどいたとみられる作業員の数もぐっと減っています。

広野町は震災の年の11月には避難指示が解除され、居住についての制限は現在何もありません。しかし、5200人の人口のうち2013年7月までに戻って来ているのは1800人ほどです。週に3日以上、町に戻ってくる人は役場に届けるようになっていますが、6割の人はいまだに戻っていないそうです。

ガソリンスタンド、民宿、金物店、食堂などは既に再開している一方で、喫茶店や美容院のように作業員がやってこない業種は、再開できないままで明暗がわかれます。作づけ制限も2012年から解除されましたが、水路が復旧しておらず、つくっても売れるかどうかの保証がないのと、あるいは農家自身が戻って来ていないなどの理由で、耕作が放棄されたままの水田がほとんどです。

楢葉町

Jヴィレッジ前の交差点を超え、楢葉町に入るとそこは避難指示解除準備区域で、日中は自由に入れますが、住んではいけないので夜にはいわき市に戻ってこなければなりません。年間の被ばく線量が20mSv以下で、読んで字の如く今は避難指示が出ていますが、もうすぐ解除されますという地域です。楢葉町は、ほぼ全町がこの避難指示解除準備区域に指定されていますが、2015年度中にこの指示が解除される方向で進んでいると言われています。

山際まで続く田んぼは、いたるところに除染廃棄物の仮置き場になっていて、1袋で1トン入る巨大な土嚢《どのう》（フレコンバッグ）が、真っ黒い塊となって並んでいます。こうした仮置き場が現在20カ所以上も設置されています。あくまでも「仮」置き場なので、2年契約で地主から借りているそうですが、中間貯蔵施設がなかなか決まらず、さらには最終処分場など話にも上がらない状況です。ここがそのまま最終処分場になってしまうことはみんなわかっているけれど、仮置き場がなければ除染は進まないのでやむなく協力しています。

除染したからといって住民が戻ってくるというものではないでしょうけど、最低条件として除染されていなければ、帰りたいと思っている人も戻って来れません。そんな複雑な思いで土地を提供しているのです。

楢葉町は、2015年1月には予定した除染作業がほぼ完了し、町はだんだん片づいてきています。

２０１2年の8月に入れるようになった最初の時は、道路も田も庭も草に覆われていたのが、今ではすっかりきれいになりました。崩れた屋根も直して、震災前と変わらないようにも見えますが、そこに住民の姿がありません。除染作業員はたくさんいても、ここには人の営みがないのです。

富岡町

楢葉町から富岡町に入ると、景色がまた変わります。富岡町は２０１３年の３月に町内の警戒区域が再編され、避難指示解除準備区域と、年間20~50ｍSvの居住制限区域、年間50ｍSv以上の帰還困難区域の３つに分割されました。帰還困難区域の中は許可証がなければ立ち入りできませんが、その手前の居住制限区域までは日中に限り立ち入ることができます。

富岡町の除染は、２０１４年になってようやく始まったばかりです。楢葉よりも区域再編が半年遅れたことと、そもそも放射能による空間線量の高いことが理由と思われます。田は草ぼうぼうのままで、地震で崩れた家もそのままです。津波被害を受けた富岡駅前の商店街に足を踏み入れると、震災から時が止まったままです。商店の窓ガラスには津波の水跡が残り、室内は泥水にまみれたままで、美容院の時計は2時47分で止まっています。

駅舎は跡形もなく流失し、ホームの中には流されてきた車が残り、駅前の住宅の居間にも軽トラックが突っ込んだままです。道路の上にあった車は自衛隊が1カ所に集めましたが、民家の敷地内にあるものは個人の所有物という扱いなのか、そのまま取り残されています。

富岡駅から海岸線に出た仏浜では、南側に第二原発が見え、このあたりの地形がよくわかります。

双葉郡の海岸線は高さ30ｍほどの海岸段丘が続き、ちょうど仏浜の辺りは富岡川の河口になっているので砂浜になっています。河口のすぐ北側や第二原発の敷地も、30ｍの崖になっています。ここをわざわざ海抜６ｍまで削って造ったのが、第一原発と第二原発です。そんなことをしないで崖の上に造っていれば、15ｍの津波が来てもなんともなかったはずなのですが。

海岸線から離れて町の中心部に向かうと、見えてくるのが東電エネルギー館です。建設当時の映像や、「5重の壁に守られているので安全です」といったＰＲビデオを流したりして、安全神話を振りまいていた施設です。私もいつか見学してみようと思っていましたが、行けなくなってしまいました。「本日休館」の札が下がっていますが、二度と開けるなという怒りが込み上げてきます。

国道６号線をさらに北上すると、帰還困難区域の手前で検問があります。ここから先は、許可証を持って防護服を着て、積算線量計を持っていないと入れません。実はここが一番線量の高い箇所で、２０１３年に最初に入れるようになった時で６～７μSv／hあり、時には10μSv／hもありました。これまで広野町や楢葉町に検問があったときは、各県警が１週間ローテーションで検問をしていましたが、ここの検問は民間警備会社で、おそらく１週間のローテーションは組まれていないだろうし、労働者の安全は確保できるのかとても心配です。

町役場は台地の上にあります。この台地状の地形が、地域の産業を運命づけました。理由は、台地のため水が引けない↓稲作に向かない↓米ができないので農業生産性が低い↓雪深いわけでもないのに、冬は出稼ぎに行かなければならないほど貧しい↓原発に狙われる、という構図です。自分たちの町を何とか活性化したい、人口流出と高齢化をくい止めたい、出稼ぎに行かなくても生活できる収入を得たい、そんな地域おこしを考えれば考えるほど、原発という罠に絡め取られていくのです。「原発マネーで暮らしてきた」と非難することは簡単ですが、そういう罠を仕掛けて食い物にしてきた本当の敵を見誤ってはいけません。

桜で有名な夜の森は、地区の中が居住制限区域と帰還困難区域に分割されています。すべての路地の入り口にバリケードが張られ、道路一本隔てて帰れる地区と帰れない地区が指定されています。今後この地域では、あなたの家は帰還困難区域なので１００％補償と、あなたは居住制限区域で、帰って来ることができるので30％補償のような分断の起きることが予想されます。居住制限区域で立ち入りができるとはいっても、線量は2～3μSv／hもあり、帰れないのはいっしょなのに、補償金額に差が出てしまい、住民同士に大きなしこりを残すことになり、何とも罪つくりな話です。

続く差別と分断

福島県民に1人8万円で、妊婦と子どもには40万円の賠償金が出た時にも、白河市はその対象から外されました。結局、福島県が肩代わりして白河市民に支払うことで決着しましたが、白河市民にしてみれば「なんで自分たちは!?」という思いにかられたことでしょう。「こうやって国と東電は、40年間反対運動をつぶしてきたんだ」と、私は思いました。あらゆるところに差別と分断を持ち込み、住民を1つの方向に向かわせない策略です。

いわき市に暮らす私たちの中にも、「いわき市民と避難者」「津波被災と原発避難」「いわき市で暮らす⇔県外に避難する」といった分断が持ち込まれています。これをどう克服していくか大きな課題です。

1つは、いわき市民と避難者がいっしょに仕事をすることです。生協病院の近くの仮設住宅では、地域の人たちと仮設の人たちが、いっしょに1つの畑で野菜を育て、あぜ道の草刈りをいっしょにする協同が生まれています。共に汗を流すことで、お互いの壁を取り払っていくことができると信じています。

もう1つは、私たちいわき市民も避難地域の現状を学ぶことです。私たちは、県外の人たちの見学受け入れだけではなく、福島県内の人向けにも医療生協の支部主催や、あるいは市民向けの見学ツアーをやっています。「双葉の人は……」などと言っていた人でも、被災地の現状を知るとそのようなことは言わなくなります。

これからも私たちは、福島の今を知ってもらう取り組みを続けていきます。福島を忘れないことが、いま被災地から一番求められている支援の形ではないでしょうか。このまま再稼働などをしたら、必ず第二の福島が発生し、広島、長崎、第五福竜丸、福島に続き、5番目の核被害が生まれてしまいます。二度と私たちのように放射能で苦しむ人が生まれないよう願い、福島を伝え続けていくことを誓います。

◇◇

ガイド役をしている工藤さんは震災当時、同じ生協で働く奥さんと生後4カ月の長女の3人でいわき市内に暮らしていた。原発事故の後、奥さんの妹が住む石川県に母子だけで2カ月間避難するなどの苦労もしている。そうした体験もあって被災者に寄り添ったガイドが、参加者に福島の今をていねいに伝えている。2013年度に被災地を案内した団体は表2である。

表2　2013年度　被災・被害地視察案内実績

月	視察団体名
4月	東京民医連北中ブロック、鳥取医療生協、神戸医療生協（クリエイト兵庫）、千葉県民医連
5月	城南医療福祉協会城南退職者の会、大阪きづがわ医療生協、医療生協さいたま上尾西支部、郡山医療生協核害対策室
6月	医療生協かわち野、北海道民医連事務長会
7月	岡山東中央病院、郡山医療生協支部、青森保健生協、ピースセミナー実行委員会、福島県医労連青年部
8月	全日本民医連理事会、クリエイト兵庫（神戸医療生協）
9月	愛媛大学×2、大東四條畷保健生協、会津医療生協、福島県民医連看護委員会、大阪きづがわ医療生協、医療生協さいたま上尾東支部、東京民医連病院長会議、全国高齢者福祉9条・25条の会ピースセミナー
10月	千葉県民医連被ばく対策委員会、東京民医連、医療福祉生協連中国・四国ブロック・鹿児島医療生協、福島医療生協、富山医療生協、尼崎医療生協、南葛勤医協芝病院しばくさOB会、医療生協さいたま伊那支部、東京：健康文化会
11月	医療福祉生協連中堅看護師研修会、諏訪共立病院平和委員会、全日本民医連被ばく問題交流会、生存権を支援する全国連絡会、代々木病院友の会、群馬県地域人権運動連合会、葛飾医療生協、北医療生協、東京：健康文化会、愛知：友の会、宮崎県生協連
12月	全日本民医連新聞、みやぎ県南医療生協、医療福祉生協連COMCOM取材班、埼玉民医連医師部
2月	東京看護学校、代々木病院
3月	東京保健生協長崎千早支部、新潟県民医連医学生委員会、淑徳大学、福島県民医連SW部会、千葉県民医連、東京保健生協環境委員会、京都民医連、利根保健生協・年金者組合

6　被災地を視察して

事実を知る――くわの福祉会ピース in セミナー

郡山市にある社会福祉法人くわの福祉会は、東日本大震災から3年目に、職員へアンケートを実施したところ、震災復興に関心が高い人と、もう普通に暮らしているので忘れたい人に二極化した。そこで福島の原発事故において何が起きたのか、事実を知るべきとの思いから現地視察を計画し、２０１４年9月の視察に15名が参加した。

１９９８年に郡山医療生協を中心とする多くの市民の協力で設立した「くわの福祉会」は、「一人ひとりの自分らしくを大切する」理念で、地域との福祉・介護のネットワークを通じ、安心・安全な環境で、健やかな暮らしの実現を目指している。そのため特別養護老人ホーム1、デイサービスセンター3、ヘルパーステーション3、介護保険センター3、ケアハウス1などの施設を運営し、２０１４年11月末日現在で職員数は２０４名、くわの福祉会後援会は１０１４名を擁している。

震災直後からくわの福祉会は、帰宅困難な避難地域の特養利用者の受け入れを積極的におこない、富岡町からの11名や、借り上げ住宅から認知症を患った高齢者の独居生活者の入所支援をしてきた。

以下は、セミナー参加者の感想文である。

◆生の悲惨さを肌で感じ——助川　真（40歳）

実際に被災地の景色を目のあたりすると、紙面や耳から聞いてイメージした情景とは違う、生の悲惨さを肌で感じることができました。津波の惨状から3年以上経過したにもかかわらず、手つかずのまま放置されている富岡町の街並み。放射能物質が詰め込まれた無数のフレコンバッグが、整然と仮置き場に置かれている異様な風景。現実の世界ではないような錯覚を覚える程でした。

私もいわきをはじめ浜通りには、個人的な想い出がたくさんあります。遊び疲れるまで泳いだ富岡町や大熊町の海岸。断崖絶壁から太平洋を一望できたビューポイント。もうあの場所には行けないと思うと寂しい気持ちになりました。

しかし、早川住職のお話を伺い、私の個人的な想いとは比べものにならない程大きい喪失感が、実際にその土地で生活をしていた方々にはあることを痛感しました。生活が奪われてしまう現実がどういうものなのか。この土地で夢や目標を持ちながら生活を続けていくはずだったのに、その未来が見通せない。放射能物質という得体の知れない脅威に、本来あるはずの未来が奪われてしまった。制限があるため夜になると人の気配がなく、「まさしくゴーストタウンだ」と早川住職は表現していました。町や村から全く人がいなくなり、想像を絶することが現実に起こっていることに胸が痛みます。

妻の叔父は、現在いわき市の借り上げアパートで生活しています。生まれ育った土地で生活をしたいとの思いで、津波が来た元の場所に自宅を再建する予定でしたが、市の政策で被災地に建てることができません。70歳後半の叔父は、現在の生活でうつ病を発症し、今後さらに生活環境が変わる現状に不安を感じています。ご近所同士が離れ離れになり、それぞれに新しい生活を送ることは大変なことです。富岡町では、帰還困難区域と居住制限区域と避難指示解除準備区域とわかれてしまったことで、賠償や対応の違いから、同じ住民同士で分裂を招く恐れがあります。道路などの一方的に決められた場所を境界にし、震災前まで同じ地区で生活してきた人々が賠償の問題でトラブルになってしまいます。原発をつくる時には、町を跨《また》いでつくることが常套手段で、それは町同士の意見を対峙させ原発を発展させるためであると、今回知ることができました。それと同じ方法で、同じ町民や地区同士の住民を対立させているとすれば、本当に許せないと憤りを感じます。

中通りはいわき市に比べると、放射線量の高いことが事実としてあります。しかし、そんな現状でありながらも震災から3年半が過ぎ、原発事故が過去のことと風化しつつある傾向を感じます。除染や食材のベクレルモニターの継続により、安全であることが定着し関心の比重が下がっている気もしますが、低線量被ばくによる人体に及ぼす影響はまだ誰にもわかりません。まだまだ続く原発問題を、みんなでいっしょに考えていく体制をつくるためにも、今回の視察を周囲の人たちにも伝えていく必要があると感じました。工藤さんがしている活動は、福島県民の思いを団結させるだけでなく、県外の方々に福島県の実情を伝えるとても重要な活動です。

日曜日にもかかわらず時間を割いてくださり、本当にありがとうございました。

◆私たち福島県民は大きな宿命を背負わされた――寺崎友恵（46歳）

地震で倒壊した家や屋根は修理され、津波被害にあった海岸沿いは整備され、新築の家や更地になっている所など少しずつ復興している様子に、3年半前と比較して安堵していた。しかし、バスが進行するにつれ景色は変わり、広野町では米の作づけ制限が出ていないのに5割しかつくっていない。放置された田畑。開業できない喫茶店やガソリンスタンドと、反対に繁盛しているクレーンレンタル会社や、原発作業員相手の飲食業や宿泊施設。ラブホテルが原発作業員の宿舎となり、看板に「月極め」と貼られていた。郡山では見ない光景である。

早川住職より話を聞いて、「何を失い、何が奪われたのか」が胸に突き刺さった。贅沢をしたわけでもなく、130世帯の檀家のため、300年続いた寺を守ろうと奔走され、本来の寺の風習や行事を再開し、寺を改築し、裏山を買い取り桜や紅葉を植え、四季の移り変わりを楽しめるように池をつくり、茶室をつくり、水面に映った木々や月を見ながら酒を飲む。「極楽ですよ」と話される早川住職が、懐かしむように話されていたのが印象的であった。孫に寺を託そうと寺の業や田畑の手入れ等を教え、将来は寺を継いでくれるかもしれないと夢を見て、生きる喜びになっていた。それが全て原発事故によって奪われた。穏やかにつつましく暮らすことさえ奪われる。避難計画なんてデタラメで、本来移住計画でなければならない。国が移住先や仕事を見つけ、生活を保障しなければならない。楢葉町が避難解除になったとして、一体何人が帰ってくるだろう？　帰ってくるのは高齢者ばかりで、この町は数十年経ったら絶滅してしまう。国や東電が、住民の生きがいや財産を奪う権利はない、全身全霊を掛けてもとに戻すべきである。そのための努力を惜しみなくやることが、住民への償いである。

富岡町の駅前や町並みは3年半前で時が止まっていた。そこへカメラを搭載した車が通った。何とも言えない気持ちになった。住宅はあるのに人が全くいない。パチンコ店、入居前の新築マンション、新築住宅、学校など、そこには人が住んで生活があり夢があり、子どもたちの声が響いて電車も通っていたが、当たり前の生活はなくなってしまった。建物はあるのに人がいない死の町。腹の底に大きな鉛を飲み込み常に鉛を意識している感じで、私たち福島県民は大きな宿命を背負わされたと感じた。

特別養護老人ホームから震災後11名の被災者を受け入れたが、今では3人になった。みんな口々に、「今までは原発様さまだった。それが原発事故が起き、まさか浜から中通りまで来て世話になるなんて。富岡に帰りたい。夜の森の桜は見事だよ。死ぬ前に一度富岡に帰りたい」。そう言いながら最期を迎えた利用者様は、生まれ故郷に帰れない日が来るとは想像もしていなかったと思う。99歳で避難したTさんは、郡山において101歳で亡くなった。高齢者や障がい者のような弱者は、自分らしく生きる権利さえ奪われるのだろうか？　それが当たり前に許されて良いのだろうか？

早川住職が、「福島で起きた事を教訓にして、二度と原発事故を起こしてはならない。今回の原発事故は奇跡的にこの範囲の被害で済んだが、もし日本のどこかで再び原発事故が起きれば、日本は滅びる。私は20年、30年先の子孫のため人柱になる覚悟がある。それが原発を止められなかった私の責任だ」と話されていた。

案内して下さった工藤さんに感謝します。時々、声を詰まらせながら話されるたびに、私も胸が押しつぶされそうになりました。きっと話しにくいこともあったと思いますが、その感情を押し殺して私たちに一所懸命伝えようとして下さり気持ちまで伝わりました。

◆闘いは長い——影山陽子（43歳）

今日は行きたくなかった。泣いて帰ってくることはわかっていたから。この3年間、ずっと心が揺さぶられてきた。自分自身で子どもたちを守るための選択を何度もしてきた。そのたびに心が揺さぶられ、苦しくて息がつけないほどだった。ようやく最近になって、日常生活が安定してきたのに。だから今日は、真っ赤な新しいズボンをはき、おしゃれにマニキュアを指に塗ってテンションを上げて参加した。

空も海も青く、秋晴れの気持ちがいい日でした。楢葉町や富岡町と、私の線量計はずっと警告音が鳴りっぱなしだった。ただちにこの場所から退避しなさいと鳴り響き、きれいな景色を眺めながら、ここは人が立ち入ってはいけない場所になった現実を突きつけられ、私の胸はずっと苦しかった。富岡町のそのまま残されている街並みを見ながら、目をつぶらなくても、人や車が行き交う日常の風景が想像できる。そこが無人の町になり、まるで映画のセットのようだった。

早川和尚さんの話は、自分の3年間の思いや、職場を利用するお年寄りの思いと同じだった。孫が会いに来なくなったことは、お年寄りにとってこんなつらい事ってないじゃないですか。私も同じつらい話をたくさん聞いてきました。須賀川市のある農家は、私の同僚のお父さんでした。私もそのお父さんのつくったいちごを何度もごちそうになりました。なぜその方が自殺しなければならなかったのかを考えて、私もずっと苦しかった。

和尚さんが「私が奪われたもの」と題して、自分の今までの人生や、志なかばの夢を語ってくださいました。時間をかけてつくってきた桜の木やもみじの木、池、茶室。私たちを案内する時、目を輝かせて、うれしそうに語っている姿を私は胸が張り裂けそうな思いで見ていました。大声で泣きたかった。「この地は、破滅するんです」。耐えられない言葉でした。お孫さんと田んぼの中で、泥だらけになりながらどじょう採りをし、楽しさがものすごく伝わる写真や、トラクターに乗ってとっても嬉しそうなお孫さんの写真。

「今後、日本で、どこであろうと原発事故を起こしてはならない。この事故が、よくぞここまでの被害でとどまった奇跡を教訓にしなかったら、次は破滅する。私たちは、こういう課題を背負ったのです。夜になると光が消え死の町です」

重い話でした。自分はこの話をなるべく多くの人に伝えます。工藤さん、闘いは長いです。体を壊さないようにお互い闘っていきましょう。

7　ＦＴＦ搭載車を走らせて

ＦＴＦ搭載車とは

２０１４年６月に浜通り医療生協を訪ねたときに、伊東理事長からＦＴＦ車導入の説明を受けた。

「私たちの生協は、厳密な放射線量を測ることは困難ですが、簡易な測定をして地域住民の不安に応えることならできます。自分が被ばくしているかどうかを知りたいのに、計測できる場所まで行くことができない人が大勢います。そんな人たちが、住んでいる場所まで私たちが出向くことで不安に応えることができればと、ＦＴＦ搭載車を導入させてもらいました」

資料には、ＦＴＦについて詳しい解説があった。

「ＦＴＦは衣服も含めた全身のガンマ線を短時間で検出する機械です。

ＦＴＦは、内部被ばくを測定する機械ではありません。放射性物質の一部が出すガンマ線を検出する機器です。もともとは、原発などの作業後に、放射性物質が衣類に付着していないかどうかを検査するために用いられていました。放射性物質を衣類に付着させたまま作業場外へ出てしまうと、汚染が広がってしまうからです。

ガンマ線は透過性が高く、遮蔽するには数cmもの鉛板が必要で、人体などは容易に通過します。その特性をうまく利用し、体に付着した放射性物質が出すガンマ線をＦＴＦゲート内で検知し、どれく

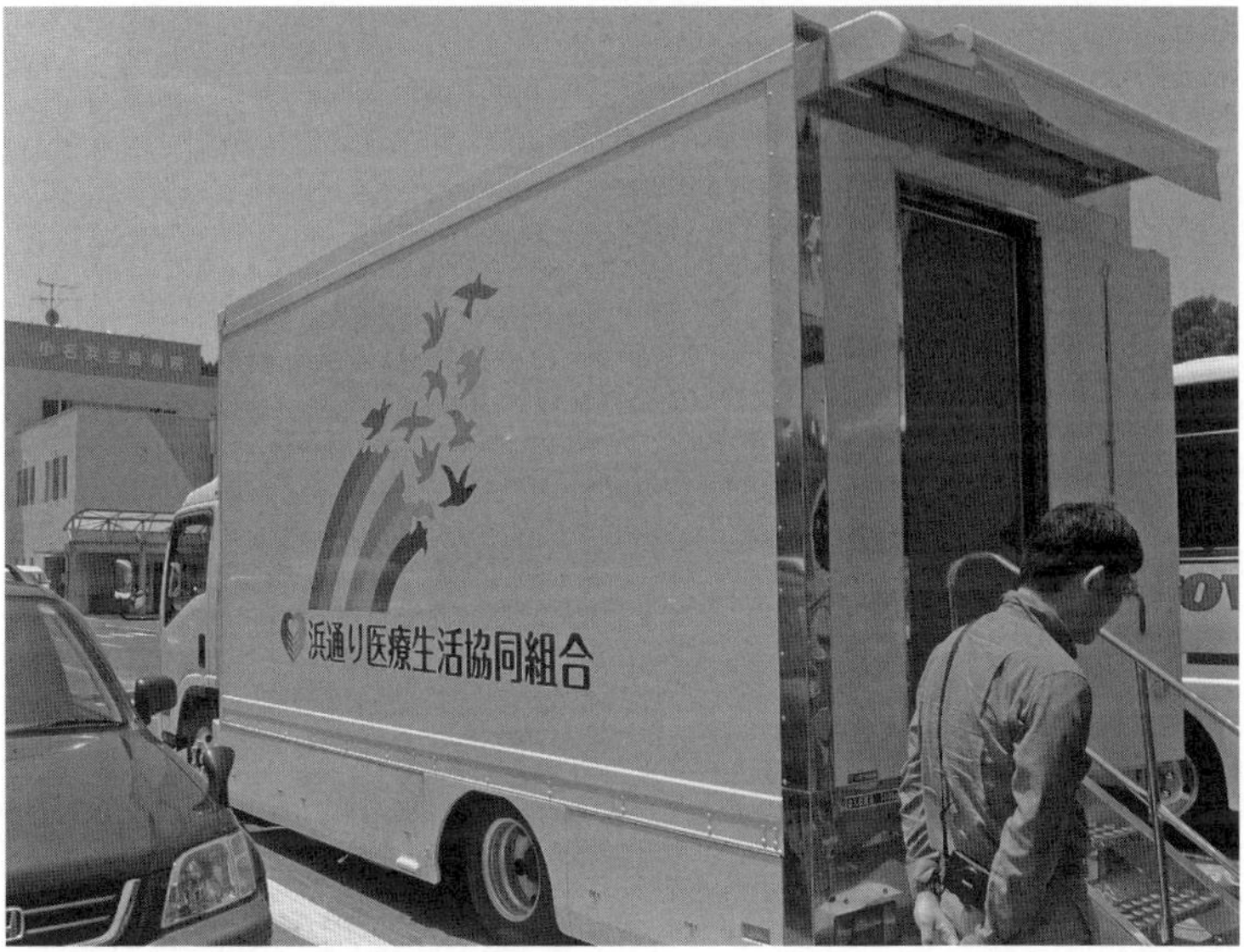

人体に付着した放射線を測定するFTF車

らいのガンマ線が体内から出ているのかを検査する事で、その時点で内部被ばくがあるかどうかを大雑把に確認することができます。検査時間が短く、xそのうえで今後の生活での注意点や改善点を考えていくのが目的です。

結果はcps（カウントパーセコンド）で返します。

cpsとは、放射性物質（セシウムやカリウム）が、崩壊するときに出力される１秒あたりの放射線の数です。判定基準値は一般成人で１１０cps（２１００Bq《ベクレル》）です。

ベラルド研究所（ベラルーシ）の値を参考に基準値を決定しました。ベラルド研究所では、体重60kgの大人の放射線量の要注意レベルは４２００Bqとなり、その値の半分の２１００Bqを監視のための基準値とし、計算により１１０cpsを算出しました」

ＦＴＦ車の活用の方法については、長谷部弘専務理事（52歳）が説明してくれた。

「ＦＴＦは、とにかく簡単に素早く人体の表面に着いた放射線を測定できるので、第一義的なところでのスクリーニングとし、もしも高い数値が出れば次のより厳密な測定に移ります。これまでにもう１０００件を超える測定をしました。

部位別評価では、頭と足で検出される頻度の高い傾向があり、放射性物質の着いた微細な土ぼこりが付着したのではないかと考えています。

これまでに1件だけ、２０１３年8月に基準値をこえる女性がいました。１２４cpsもあったのですが、入浴して着替えをして翌日に再測定すると、足の部分だけで4cpsとなったのですよ。聞くと前日は朝から一所懸命に草むしりをしたとのことでした。窪地などでは当時の放射線が、まだそのまま残っている可能性もあります。

このためまったくごく普通の生活というわけにはいきませんが、放射線の汚染が高くて危険な場所を知り、注意すればいつもの生活を過ごすことができそうです。ＦＴＦ車の測定が、そうした日頃の生活をサポートしています」

このＦＴＦ車を利用したある組合員の話である。

「原発事故が起きた時にこの辺りは断水したので、私たちはマスク1枚で給水活動や弁当配りをしていました。このため被ばくをいくらかしていると心配し、検査を受けたいと考えていたところにＦＴＦ車が来たので、すぐ調べてもらいました。衣服には少しついていたものの、体からは放射線が検出されずホッとしました。自分の体の状況を知ることができて安心しましたよ」
ＦＴＦ車が、地域で暮らす人の安心につながっている。

ＦＴＦ車での測定

長谷部専務から話を聞いた後で、ＦＴＦ車で私の被ばくの有無を測定してもらった。中庭に停めてあるＦＴＦ車の後ろに立ち、靴を脱いでスリッパに履き替えて金属製のタラップを上がる。入ると6畳ほどの部屋があり、机とパソコンが置いてある。そこで氏名を告げて担当者から説明を受け、正面の壁にある肩幅ほどのドアから入り、ゲート式の装置の前に数秒ほど立つ。すぐ向きを変えて手前の部屋に戻ってくると、モニターに結果が表示されていた。足の部分で8という数値は出たが、他の頭と左右は0で全身も0と出て、評価は「no contamination」（汚染なし）と表示されていたのでホッとした。足のわずかな数値は、おそらく放射能に汚染された土ぼこりか芝生の水滴が、ズボンの裾か靴下に付着していたのではないだろうか。

食品の放射線測定も

２０１４年6月に開催された浜通り医療生協の第35回通常総代会において、長谷部専務は２０１３年度の復興支援の活動に関連して以下のように報告した。

「ＦＴＦ車が、市内各地の支部や班活動に留まらず、県内各地からさらには宮城県や茨城県などで活動し、安全な生活づくりに貢献してきました。また福島県民医連・医療生協かわちの労働組合の寄付を受け、空間放射線測定器（ガンマ線用シンチレーション・サーベイメーター）を3台配置し、従来から支部や班に配置している日本医療福祉生協連からの携帯型サーベイメーターと合わせて、地域での測定に利用しています。さらに食品放射線測定器（ベクレルモニター）による食品測定と、健康づくり・生活改善・健康管理をすすめてきました」

食品の放射線を測定すると原発事故から3年近く経っても、山菜やキノコ類や野生の猪などで高い数値となっていた。

第2章

核害のまちに生きる

——郡山医療生活協同組合

1　ぼたんの会

クリスマスケーキづくり

「生姜のお茶、ジンジャーティーですよ。冷えた体を温めますから、ぜひどうぞ！」

集まってくる高齢の避難者に、スタッフの女性が元気な声をかけていた。２０１４年12月末に、郡山医療生協のサポートセンターひなたぼっこの1階にある、地域交流スペースで開催となった「ぼたんの会」である。定刻の朝10時になると、避難者７名と支えるスタッフ５名が集合し、１カ月ぶりに再会して会話もはずんだ。

「一服した方は、健康チェックで血圧と体重を測りますよ。測ったらそれぞれの数値を、手元の自己健康管理表に記入しましょう」

30㎡ほどの細長い部屋で、赤いシクラメンの花を飾ったテーブルが中央に並び、それを15脚ほどの椅子が囲っていた。白衣を着た女性スタッフの２人が、測定器をもってテーブルをまわり、計測値を各自に伝え、手の不自由な方には健康管理表へ記入していた。Ａ４版の用紙には月別で記入する欄があり、月毎の変化がわかるようになっていた。

全員の測定と記入が終わった後は、参加者全員の自己紹介をし、その日のメイン企画のクリスマスケーキづくりである。テーブルの上には、手づくり用のスポンジケーキ2枚の入ったセットが3個と、

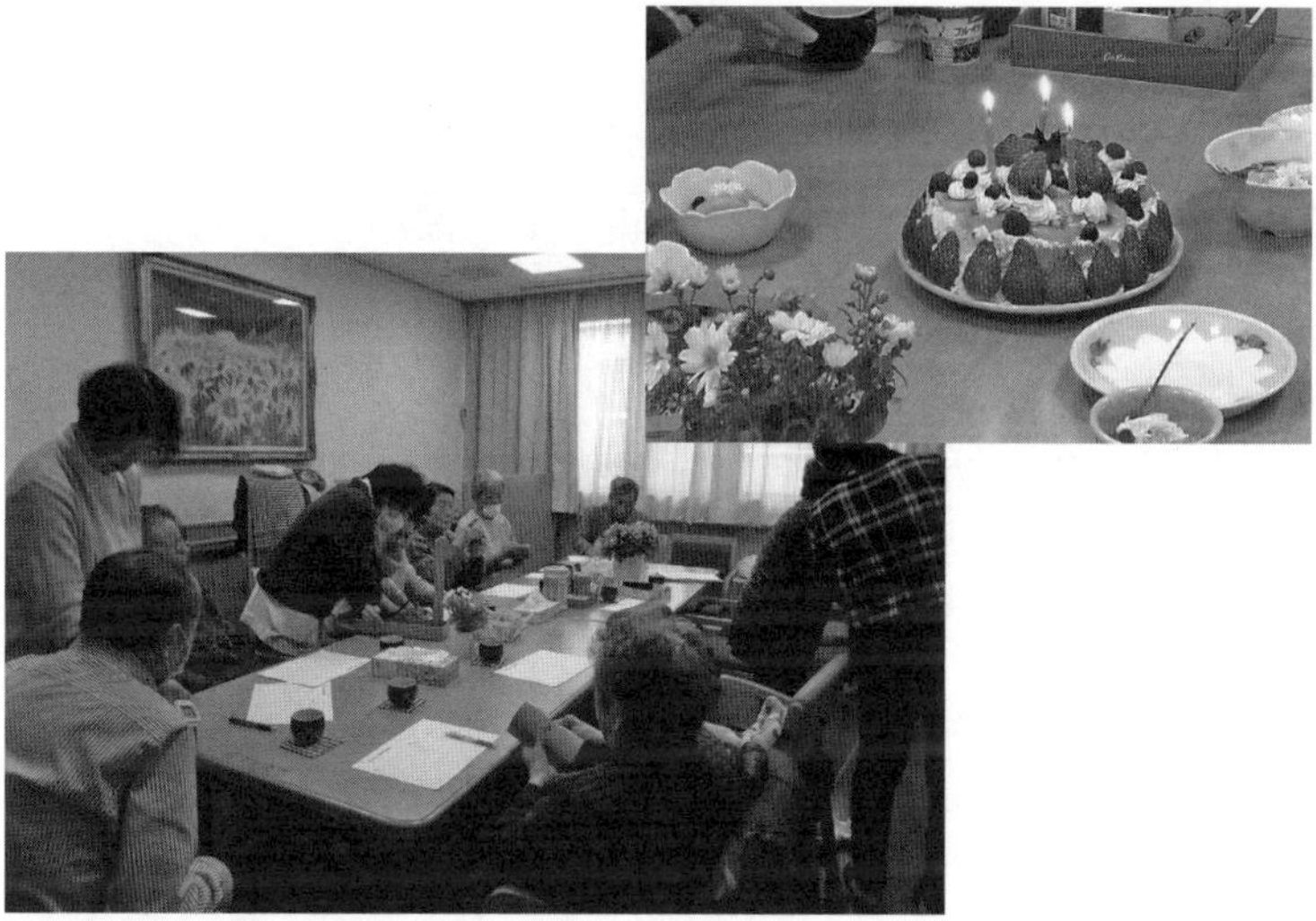

ぼたんの会　クリスマスケーキづくり

生クリームの元やデコレーションに使うイチゴやキウイなどが並んだ。

「それぞれが協力して、素敵なクリスマスケーキに仕上げましょう」

さっそく作業が始まった。生クリームをホイップする人もいれば、キウイを洗ってまな板の上で輪切りにする人もいた。他にはフルーツポンチ用の缶詰を開け、大きなボールに注いでいた。2枚のスポンジケーキを袋から取り出し、生クリームやキウイなどを挟む。生クリームを上と側面に塗ってイチゴやキウイを飾り、最後にMerry Christmasと書いたチョコレートの小さな板を乗せて完成である。

11時半前に3つの少しずつ異なったクリスマスケーキが完成し、ローソクを立てて火を灯し、「メリー・クリスマス！」と全員が発声し、同時に拍手して完成を祝った。

ある参加者が笑顔で話しながらケーキを食べ

ていた。

「はじめてクリスマスケーキを飾りつけました。楽しかったですよ。月に1回ここに来て、顔なじみの人たちとおしゃべりすることが待ち遠しくなっています」

小さな集いではあるが、日ごろの交流の少ない借り上げ住宅で暮らす避難者にとっては、有意義で楽しい場に「ぼたんの会」がなっている。

ある男性の避難者

「ぼたんの会」に避難者で唯一の男性として参加した、60歳近いAさんに話を聞いた。

「1F《イチエフ》（東京電力の福島第一原発）で作業員として働いています。震災の日は、夜勤明けで自宅に戻り仮眠中でした。驚いて職場へ車で駆けつけ、それから2週間は雑魚寝をしながら、水と乾パンで過ごしたものです。

同僚の中には一旦家に戻ったところ、行くのは危険だから辞めてくれと奥さんから言われて、それきり来なくなった人もいました。マスクやタイベック（防護服）を身に着けても、放射線の検知器がピーピー鳴るときがあり、それだけ危険ですから若い者が来なくなるのもわかります。

それでも私には、原発を安全にする責任があるので、決して逃げないようにしてきたし、これからも定年までそうするつもりです」

10年前に150坪の土地へ新築した自宅へは、放射線の空間線量が高くて戻ることができない。被害者の1人でもあるAさんは、仕事に対する責任感が強く、そのため深く悩んでいる。

「以前はあまりお酒を飲みませんでしたが、震災後は心配事が多くなり、それに伴って家で飲む酒の量も増えていきました。爆発した原発から、どうやって安全に燃料棒を取り出すのか、取り出した燃料棒をどこに保管するかです。1Fの現場の声を聞かず、東京の本社から指示が出るだけなので、イライラすることがいくつもあります。ときには休みの日に朝からお酒を飲みだし、とうとう体を壊して1カ月ほど入院したこともあります」

テレビや新聞などの原発事故関連のニュースでは、排水問題だけがなぜか強調される。その排水処理だけでも、頼みの放射性物質除去装置はトラブルが頻発し、貯蔵する大型タンクは増える一方で、地下水の流れを止める凍土壁も効果に疑問がある。さらには事故を起こした原子炉の内部がどのようになっているのかわからず、そこから溶けた燃料棒をどのように取り出すのかは危険な手探りであり、全てを無害にするためには実に10万年間もかかる。使用済み燃料棒の保管場所は、今も目途がついていない。

事故後の処理で働いている人のことは、あまり話題にならない。責任感が強く真面目に考えれば考えるほど、自らの体を害するほど心配事が増えているAさんのような原発労働者の存在は、もっと多くの人が知っておくべきだろう。

「ぼたんの会」とは

郡山医療生協の西部包括センターは、3・11後に震災と福島第一原発事故による避難者を含み、地域に住む高齢者への支援活動をしてきた。人と人や地域にある組織と組織を、より密接につなぎながら、顔の見える関係づくりでネットワークづくりを進めている。

そうした避難者からは、以下のような意見が出ていた。

「寂しかった」

「出かけるところがなく、家で1日中過ごしている」

「話をする人がいない」

こうした地域の中で孤立している深刻な状況を克服するためにも、まずは集まっておしゃべりをする機会をつくろうと呼び掛け、２０１３年1月に第1回たこやきサロンを、避難者5名を含む総勢20名の参加で実現した。そこでの声である。

「もっと早くやって欲しかった」

「おしゃべりができて良かった」

第2回目で会の名称を決めようとすると、ある高齢の女性が「私はぼたんの花が好きです」と発言したので、「ぼたんの会」にし、第3回の花見の企画も相談した。さらには大熊町からの避難者でつくる会「つながっぺ」ともつながり、これからも人と人の輪を地域へ広げていこうとしている。これまでの活動は表3である。

支援者・白石さんの願い

郡山西部地域包括支援センターの白石好美さんは、「3・11を忘れない　今何が起きているのかを伝え続けることで」と題し、自らの経験や今後について以下の内容で２０１４年2月に報告した。

表3　ぼたんの会　活動記録（2013年1月～2014年12月）

	月/日	参加者			内容（毎回、健康チェックを実施）
		避難者	職員	関係者	
2013年					
第1回	1/28	5	5	7	たこやき
第2回	3/13	9	6	3	手作業（フェルト）
第3回	4/23	26	9	3	第1回ぼたんの会、つながっぺ合同花見
第4回	5/27	3	2	1	おしゃべり、今後のぼたんの会について
第5回	6/25	7	6	1	フリートーク
第6回	7/23	7	5	0	ロコモ体操、折り鶴
第7回	8/27	6	3	0	認知症のチェックと話、ウクライナの報告
第8回	9/24	4	4	0	グランドゴルフ会、認知症についての話
第9回	10/27				郡山医療生協、増改築まつりへ参加
第10回	11/26	6	3	1	豚汁つくり、お喋り
第11回	12/17	5	4	0	たこやき
2014年					
第12回	1/22	6	3	2	レクリエーション、フリートーク
第13回	2/26	5	3	0	おやつづくり・グランドゴルフ
第14回	3/26	5	4	2	豚汁つくり、お喋り
第15回	4/17	26	13	6	第2回ぼたんの会、つながっぺ合同花見
第16回	5/28	4	5	0	方言ラジオ体操、浪江ver作成
第17回	6/25	4	4	1	手づくりうちわ創作
第18回	7/23	5	4	0	すいか割ゲーム
第19回	8/27	4	3	0	フリートーク
第20回	9/24	2	4	0	フリートーク
第21回	10/22	5	4	0	豚汁つくり、お喋り
第22回	11/26	4	3	0	創作（女性）、味噌汁づくり（男性）
第23回	12/24	7	5	0	クリスマスケーキづくり

福島第一原子力発電所が爆発した約2カ月たったある日、桑野協立病院前に流れる川のほとりに佇《たたず》み、摘み草をした花一輪をもった80歳代の女性を見かけました。毎日毎日、同じ場所に佇んでいたのです。

気になり声をかけると、「私は原発事故のために富岡から避難し、ここの近くのアパートで暮らしています。息子夫婦と避難してきて、毎日夫と家の中に閉じこもりになっています。外にも容易に出られないし、おしゃべりする人もいません」

そう涙を流しながらの話は、私にとって、原発事故が起きてからはじめての避難者の方との出会いでした。後になってその時の心境を話してくれました。

「心細かったし寂しかった。早く富岡に帰りたかった。周囲には誰ひとり知っている人がいないことや、先のみえない毎日に不安でいっぱいでした」

その後、同郷の人がいる所へ行きたいと富田の仮設住宅へ転居しました。しかし、そこは仮設の住宅で、狭い空間の中での暮らしは息が詰まるようだとのことです。同郷の人がいるところへと転居してはきたが、話をする人がいません。閉じこもりになっている人が多いと聞きます。洗濯干し台もなくご主人が手づりし、家の中の棚も手づくりでなんとかやりくりをしている生活です。故郷には戻れないとわかっていても、帰りたい！

何度か転居後の仮設住宅を訪問し、話を聞かせていただきました。訪問するたびに胸にせまるものを感じますが、ただただ聞くことしかできませんでした。自分には何ができるのだろうか？　避難元の市町村の関係者からは、閉じこもりの方が多いこと、そして認知症の進行につながっていくこと、うつ病の発症者が増えていることなどの情報が入ってきました。何かできないか？　同じ頃、桑野協立病院を受診している避難者70名の方は、今どんな生活をしているのだろうか？　同じように不安な生活を送っているのではないだろうか？　そんな思いが募り、自宅訪問活動をはじめました。

私が出会った2人目の避難者は、福島第一原子力発電所に30年勤務している男性Aさんです。訪問当時は毎日酒を飲み、身も心もボロボロに疲れ果てていました。喘息発作がありながら煙草を吸い、「俺はなんで生きてんだろう。みんな事故後の処理でがんばっているのに、俺は何にもできないでいる」と、涙を流しながら訴えてきました。

「原発廃炉や原発反対はわかる。だけど、俺たちのことも考えてほしい！」

事故後の処理で働いている人のことなど考えてもみなかった私には衝撃的な言葉でした。何も知らなかった私は、Aさんに対し申し訳ない思いでいっぱいになったものです。

3月11日震災・原発事故が起き、震災の傷でさらに放射能の不安に曝され、放射線が降り続く福島の地で、生きていこうと決心した私の中に忘れていたことがありました。放射線は私だけのことではない。人災である原発事故は社会問題です。定期的に全国から暖かい支援物資が届き、当たり前のように受け取っている私が見えました。

この地で生きていくことは、どんな意味があるのでしょうか？　このお2人に出会うことで改めて考えさせられました。そして福島第一原発の爆発事故の結果、今何が起きているのかを伝え続けていくことが、とても大事なことだと気づかされたのです。原発事故の後に起きている事実を、言葉にして伝えていくことが、私にできることならそうしようと考えました。日々の生活に埋もれて忘れ去られることのないように！　国や東電への訴えにつながり、同時にまたみんなつながってこの福島の地でどっこい生きてやろうと！

◇◇◇◇◇◇◇◇◇◇◇◇◇◇◇◇◇◇◇◇◇◇◇◇◇◇

福島の地でどっこい生きてやろうとする白石さんのたくましい気持ちが、この文書に良く表れている。

2 郡山医療生協の動き

郡山医療生協の誕生

郡山医療生協誕生前後の様子について、『虹をもとめて』（郡山医療生協の30周年記念誌）では以下のように触れている。

「日本の高度経済成長政策で、人間の安全よりも物の有用性に目がくらみ、自然の破壊や環境汚染が一段と深刻となり、健康破壊という言葉が、誇張でも形容詞でもなくぴったり当てはまるほど、その社会的要因が増大してくる情勢でした。

こうした中で、郡山にも福島・浜通り医療生協に学び、医療生協民主診療所をつくろうという声が有志の間に起こり、相集い１９７１年７月15日設立発起人会が結成されました。

保守的基盤が強く生協不毛の地と言われた郡山に、医療生協をつくることは、コンクリートを崩して種をまくような努力の積み重ねでした。政治的立場や思想信条の違いを乗り越えて、医療生協として一人ひとりを組織する努力は、大変困難ではあったものの、いかなる組織や個人からも自律的で自主的組織として、医療生協が発展する土台となりました」

こうして１９７２年５月14日に、４１０名の賛同者で設立総会を開催してスタートした。１９７４年に開設した診療所は、宮本百合子の小説『貧しき人々の群れ』の舞台となった桑野村にあやかって桑野診療所とし、先人の開拓精神と初心を忘れない気持ちを込めている。

地域の医療と介護のネットワーク

郡山医療生協の介護事業につながる取り組みの歴史は古く、1970年代から定期往診や訪問看護を開始し、ケースワーカー専任化、老人デイケア、医療生協初の在宅介護支援センターの開設、訪問看護ステーションの開設など、現在の在宅医療や介護サービスのあり方を先取りした形で実施してきた。病院の外にも目を向けて1998年には、郡山東部地域の活動拠点として郡山東訪問看護ステーションや在宅介護支援センターを開設し、地域の医療と介護のネットワークを独自に積み上げてきた。また、特別養護老人ホーム建設運動へ中心的にかかわり、1999年に特養おおつきが誕生した。この取り組みを通して、郡山医療生協とくわの福祉会による保健・医療・福祉（介護）のネットワークができ、地域まるごと健康づくりや安心して暮らすことのできるまちづくりの大きな力となった。

2000年に介護保険が施行され、郡山医療生協の介護関係のほとんどが介護保険事業に移行し、同時にヘルパーステーションや介護保険センターを開設した。その後も事業を展開し、2002年にふれあいデイサービスセンターを開設、2006年には西部地域包括支援センターを郡山市より受託、2008年には通所リハビリテーションに入浴設備を設置、2009年には認知症対応型デイサービス「桑の実デイサービスセンター」、郡山東にも「ひまわりの家デイサービスセンター」を開設した。

郡山医療生協は、介護が必要な状況でも安心して暮らせるよう、医療だけでなく介護生活も力強く支え、また2011年には複合的介護支援施設「サポートセンターひなたぼっこ」をオープンし、小

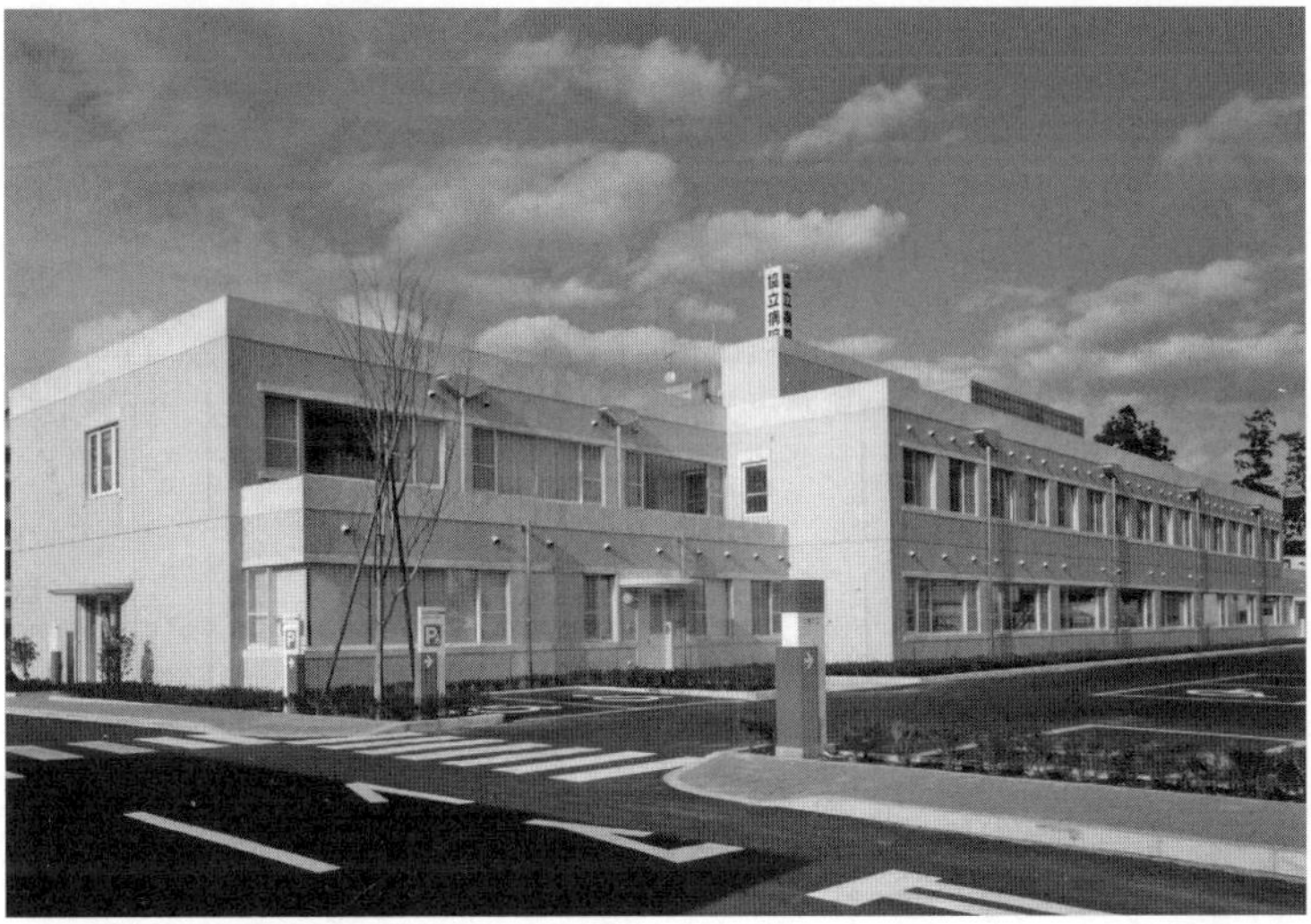

郡山医療生協 桑野協立病院

規模多機能型居宅介護やグループホームなどのサービスを提供している。

郡山医療生協は今

郡山医療生協は、福島県中通り地方の中・南部地域を事業と活動の主なエリアとしている。2014年10月31日現在、組合員2万8277名。中南部地域に28の支部で400の班を組織し、健康づくりやまちづくり運動を展開する消費生活協同組合法に基づく住民の自主的組織である。

本部と事業の中心である桑野協立病院（120床）は郡山市にある。常勤医15名、職員数約300名で医療1、介護事業14、眼鏡店や院内保育所を運営している。

1998年、介護保険制度の制定に合わせ、市民運動で1億5000万の寄付金を集め、郡山医療生協と市民が力を合わせて社会福祉法人くわの福祉会を設立し、介護事業14を展開している。

震災当初の取り組み

震災直後は、地震による建物や設備の復旧、断水への対応、ガソリン不足や物流混乱へ対応することに忙殺され、いかに事業を守るかで必死であった。職員は、患者や利用者の安全を確保し、事業を守るため泊まり込み体制をとった。

引き続いて震災被害が大きかった市内の病院からの患者受け入れや、浜通り地方から大量に避難してくる人々への対応に追われる日々が続いた。全国組織の仲間からの支援物資を避難所に分配し、避難所の医療支援を請け負い、炊き出しのボランティア活動を展開した。また、富岡町から避難してきた病院と特養ホームの支援に関わったことで、病院や施設がまるごと避難することの困難さを実感した。

医療生協の組合員たちは、食料などの生活物資の供給活動や臨時学童保育の運営などに当たった。地域では、生協の機関紙の配付を通じて安否確認と声かけをし、一人暮らしの高齢者を支える活動を重視した。従来からの班やたまり場づくり、サロン活動などでの結びつきが生かされ、医療生協らしい活動を展開していた。

大規模な災害時に、地域における医療生協の病院が機能していることは、住民にとって心強いものになった。医療生協は地域住民への情報発信の拠点となり、地域で活用できる医療資源に関する情報、地域の生活支援に関する情報、放射能の対応など、情報を必要としている人びとの情報源になった。

桑野協立病院が、地域や避難所、高齢者への支援のためボランティア組織や、支援物資の提供といった支援活動の拠点となった。日常的な班活動、支部活動、機関紙手配り配付活動の結びつきは、災害時にも有効に機能した。

被災者である郡山医療生協が、支援者として社会的役割を果たすことができたのは、全国の医療生協の物心に渡る支援と連帯の力が大きく、郡山医療生協にとって事業を守ることは職員の生活を守ることでもあった。

2011年3月中下旬から、原発事故による放射能汚染の不安がジワリジワリ大きくなった。断水が解決しガソリン不足が解決した4月上旬頃から、震災被害への対応から放射能問題に移っていった。

3　核害対策

放射能汚染への対応

郡山医療生協では、原発事故発生後直ちに対策本部を設置し、地域住民の生活や職員と家族の健康を守るための活動をはじめた。郡山で働いて生活していく以上、被ばく量を低く抑えることが重要である。この地域で生きていくために何ができるのかを考え、２０１１年7月に立ち上げた、「放射能汚染に立ち向かう！　地域まるごと暮らしと健康を守る大運動プロジェクト」で、以下の7つの運動方針を掲げて取り組みをはじめた。

（1）放射線量測定マップ：医療生協の全26支部に各1台の線量計を確保し、毎日測定を実施。線量測定班会を開催してマップを作成し、ホームページで公開。

（2）除染活動：自治体は、学校や幼稚園・保育園内の表土除去を実施中。放射線量を下げるためには「地域ぐるみ」で実施することが必要なことから、職員と共同組織が地域の除染活動を率先。

（3）防護活動：放射線防護の3原則をひろく地域住民に知らせる。6月からは組合員健診に白血球像検査を追加。白血病など造血機能異常の早期発見につなげる。

（4）子どもの被ばくリスクを減らす：汚染された地から定期的に離れることによって、内部被ばくを抑制できることから、職員みんなで子ども被ばく低減に取り組む。放射能のことを忘れて、のびのびと野外で遊ぶ時間を設けるサマースクールやキャンプなどを企画。
(5)放射能についての正しい知識を身につける講師活動や学習会の開催：正しい知識を身につけるため、班会や支部学習会を開催する。そのための講師を派遣する。
(6)相談窓口の設置：健康相談や、正しい知識を身につけるための学習資材の貸し出し、放射線量測定、除染活動や子ども被ばく低減のための相談窓口を、郡山医療生協本部と桑野協立病院に設置。
(7)私たちの声を実現させよう！：生活保障や正確な情報開示、除染、健康診断の充実、原発事故の原因究明、県内の原発全てを廃止・廃炉にすることを求める。

全国支援でリフレッシュを実現

郡山医療生協の大運動プロジェクトを知った庄内医療生協、医療生協さいたま、南医療生協、浜北医療生協は、「夏休みの数日間、職員の子どもたちに県外で過ごしてもらおう」と、夏のリフレッシュを企画した。郡山医療生協は、企画に参加してもらうため職員の休暇を確保しようと、全国に看護師支援を要請し、各地から看護師の派遣を受け、職員が子どもと共に企画へ参加できるようにした。

できることなら福島から逃げ出したいと感じている看護師もいた。「患者さんがいるから、自分だけ逃げるわけにはいかない」「今ほど自分の職業を恨んだことはありません」と話す看護師もいた。それでも対策本部が大運動プロジェクトを掲げて、リフレッシュ企画など職員のためにできることを考え実行しているので、職員たちは自分たちが守られていると感じた。そして自らが守られている実感が、職場の仲間を守り患者や地域を守っていく力になっていった。

福島の現状を学ぶ場

全国からの支援者に福島の現状を学んでもらうため、核害対策室長で病院院長の坪井正夫さん（68歳）が、「核害のまちで生きていくとは、どういうことか」をテーマに以下のように語っている。

「核害とは、事故を起こした原発による被害の意味で、過去の公害の歴史から私たちは、公害を起こした廃棄物対策に終始するのでなく、発生源を止める必要があることを学びました。原発事故に対しても同じ発想が必要で、原発に主権を奪われた私たちは、この地で主権を取り戻したいのです。行政に対しては、除染に必要な財源は東電が負担し、尿中セシウム測定など内部被ばくに対する健康調査は、国の責任でおこなうことを求めています。これらはこの地で生きる市民の生存権の主張です」

放射能から身を守る知識を

２０１１年９月に郡山医療生協は、日本大学専任講師の野口邦和さんを招き、「市民講座　放射能からママと子どもを守る」を郡山市内で開催した。託児室も準備して子連れのお母さんも多数参加し、総勢１７０人集まった。

野口さんは、累積外部線量が年間10ｍSv以下といわれているこの地域の大地放射線量は、10年後には4分の1以下になるデータを示した。それまでの数年間に、いかに被ばくを防ぐかがポイントになると解説し、①住民が住んでいる地域の除染をすすめるため、国がロードマップをつくり放射能汚染物質の最終処分場を決めること、②食品に付着した放射性物質を取り除くため、野菜は細かく切って洗い、水にさらしたりゆでたりすることで、かなり効果があることを紹介した。

ＦＴＦの活用

２０１２年12月に導入したゲート式の被ばく測定器ＦＴＦは、桑野協立病院の入り口を入ってすぐの場所に設置し、健康診断や受診の際にも簡単に測定できる。

ＦＴＦの測定を担当している桑野協立病院事務次長の鹿又達治さんの話である。

「たまに１１０cpsの基準を超える高い値が出る方もいますが、病衣に着替えて再度測定をおこなうと、ほとんどは放射線が検出されないか値が大きく下がります。これは内部被ばくでなく、衣類や靴や肌などに放射性物質が付着しているからです。外から帰ったら手洗いやうがいをするなど生活習慣を工夫することで、被ばくのリスクを抑えることができます。ＦＴＦの導入は、原発事故の被害者である私たち住民が、自分の体の状況を確かめ、被ばくリスクを低減するとりくみの第一歩です」

ある女性組合員は、「被ばくの有無を知っておきたいので、時々測りに来ます。ここに来ることが、日常生活での被ばくに対する意識づけになっているんです。これからも定期的に測定したいと思います」と話していた。

ＦＴＦによる測定が、日ごろの放射性物質から身を守る工夫に直結し、組合員の不安を解消して前向きで暮らすことに役立っている。

4　共に学び、共に考え、共に生きる

核害とは

坪井院長は、郡山医療生協の中心的存在である桑野協立病院の院長であると同時に、「核害対策室くわの」の室長でもある。「核害対策室くわの」は、郡山医療生協が核害と正面から立ち向かう対策室である。坪井院長から、まず核害の言葉について解説してもらった。

「核害という言葉は私の造語でなく、岩波書店の雑誌『世界』の2011年6月号で、東京大学の金井利之さんが『原発「核害」と立地自治体』を書かれていました。その中で、『原子力災害は長期に継続しうる放射線、放射能による公害事件でもある。核害をもたらしうるのは原子力発電所に限らない。核害の可能性ということでは、他の種類の原子力関連施設でも同様の論理が通用する』と書いてあり、それが私の胸にストンと落ちたので使うようにしました」

核害という言葉は一般になじみ薄いが、金井利之著『原発と自治体――「核害」とどう向き合うか』(岩波ブックレット、2012年）も出版されている。

「公害はpollutionで核爆弾はnuclear bombなので、核害はnuclear pollutionになるかというと、そのような英語はなく、新しい日本語の概念なので、独自の意味合いをつけて使っても構わないわけです。今回の原発事故による被害は、子どもの甲状腺の異常だけでありません。健康被害以外にも知る権利や居住権など、日本国憲法で保障された主権在民や基本的人権も深く侵害されています。

佐藤栄佐久元福島県知事が、原発ファッショという言葉を使われ、県知事時代に痛切に感じた言葉と理解します。そういう視点に立てば、今私どもの実行している核害対策は、原発ファッショに対する福島県民の主権回復運動だし、核害をもたらす国権に対する現代の民権運動として位置づけても良いと考えます」

明治時代に福島県では自由民権運動が盛んだった。一部が暴力に走るなどの不十分さはあったにせよ、日本における主権在民の思想を広げるうえで大きな足跡を残した。地域が生み出し継承してきた主権在民の思想に基づき、核害を原発や核兵器による身体的な健康被害だけに限定して受けとめるのではなく、政治・経済・文化などあらゆる方面での被害を考慮し、核の脅威を跳ね返す国民的な取り組みを坪井院長は提唱している。医療生協や協同組合の枠を超え、社会的に取り組む大切な視点である。国民主権を住民の手で守る現代の民権運動とする坪井院長の意見に、私も深く共感できた。

構造災の視点も

構造災についても坪井院長は強調した。

「私が高校3年の年に東京オリンピックがあり、水俣病やイタイイタイ病など全国各地で公害問題が発生していました。これらにどう向き合うかが、私の原点にもなりました。

公害問題を考えるうえで、たいへん参考になったことがあります。

1つ目は、第二次世界大戦における日本の戦争責任や、経済優先で戦後の日本の価値観を築いてきたような構造的問題で、日本が長期的に形成してきた構造的な欠陥に導かれた人災としての捉え方です。これは東大の松本三和夫さんが、『構造災　科学技術社会に潜む危機』（岩波新書、２０１２年）において詳しく展開されています。福島原発事故による被害の状態を核の公害である核害として捉えると、近代日本が体験してきたいろいろな公害事件や薬害事件との関連性が見えてきます。

死の灰である核燃料を含む産業廃棄物、汚染水、除染後の放射性廃棄物、被ばくなどを、原子力産業の持つ構造災とみると、われわれの視野が少し拡がり核心に迫ることができるように思い、難しい学問を修めなくとも、自分たちの手で結論が出せそうな気がします。

米軍基地の持つ構造災もあるはずで、オスプレイの問題を考えてみても、一般に報道されている乗り物の安全性だけで片づけて良いものかという疑問が出て、さらに深く沖縄が見えてきます」

松本三和夫さんが強調している構造災は、科学と技術と社会の間の界面で起こる災害として捉え、科学だけをいくら完全にしても問題の再発を防ぐことはできず、技術だけを完全にすることや、社会の倫理だけで規制しても問題の再発を防ぐことはできないとしている。

「2つ目は、東大で公害原論の自主講座を開催していた宇井純さんの考えで、公害は無理な経済活動の結果であるとの捉え方だけでなく、さらに踏み込んで公害がなければ経済成長はあり得ないと断言していたことです。

この論理でみれば、利益最優先の資本の論理で大企業や政府に守られている原発は、核害なしに稼働することができないことになります。それだけ公害と経済成長は、密接な関係にあるのです」

公害は時によって形を変えて人々に襲いかかってくるし、その巨大な災害に直面して、思考が停止してしまうこともあるが、表面的な現象面だけを見るのでなく、その背景にまで目配りして重層的で立体的に見ることが重要である。

坪井院長のブログ

２０１４年２月に坪井院長は、郡山医療生協が開催した「核害の街に生きる活動交流会」において、「共に学び、共に考え、共に生きる」のタイトルで基調講演をした。坪井院長は、自らのブログで、日々感じていることを積極的に公開している。いくつか紹介させてもらう。

・２０１３年９月の木村真三氏の市民科学者養成講座四講で、いわき市志田名地区を訪問し、除染後の汚染物質仮置場の造設現場を見学させていただいた。除染及び仮置場造設の計画については、徹底した地区住民による直接民主主義が主役をなしたことを確認させていただいた。

この点は強調してもしすぎることはない。木村氏の現場主義と、住民の意思がマッチした結果である。まさに啐啄同時《そったくどうじ》。地区住民の生活再建はこれからが大変である。高い自治能力を発揮した住民だから、私としては古里に近い人々なので応援したい。構造災に立ち向かう１つの姿だ。視点は、どの立場の人でも活用することができる。原発でいうなら、「推進派」の人でも「そうでない派」の人でもそうである。われわれはこの地において、「主権者としての生存権を主張し、平和主義を貫き、原発に頼らない社会の建設」のための視点ということを確認しなくては」

・二つの風に抗して。風評と風化という二つの風に抗するための最大の武器は、真実を見る目だ。核施設関連の被害を核の公害とみて核害とした視点、この核害は世界の核施設の構造災害と見る視点は、重要な目だと思う。

東京オリンピック当時の日本は、各地に起こる公害や種々の薬害に悩まされていた。やがて来る万国博覧会でそれらは見事に過去のこととされ、いわゆる風化作用がおき、被害者だけが取り残されたと今は思っている。今度は二度目の東京オリンピックである。私の孫は高校2年生になる。核害という構造災害が、このオリンピックという祭典によって風化されてしまってはたまらない。事実を見る目を、深く高く研ぎ澄ますことが必要だ。2つの風に抗するために。
・核害及び構造災とみて郡山医療生協は、患者の権利章典やいのちの章典を基本に据えた。これは日本国憲法そのものです。骨子は、主権在民（民主主義）、平和主義、基本的人権。私たちのこの地における主権を、原発から取り返す運動をはじめた。安全神話に対して予防原則を対峙させた。原発を自分たちに向けられている核兵器と捉えて、反核と脱原発をドッキングさせた。まとめて、現代の民権運動と考えられる。
・原発敷地内での汚染水の問題と、除染活動後の汚染物質の保管場所についての問題は、同種同根だと思う。もとより「トイレのないマンションの建設」や、「人類は汚染物質の有効な処理方法を知らない」という言葉があるほどの産業であるから、議論は百出する。視点もたくさん出てくる。結論がすぐに出てきそうにない。
他にも重要な指摘がいくつもあって、核害とそれへの対応を考えるうえでたいへん参考になる。こうした坪井哲学のキーワードは、これからも永く続く核害に抗して生きるために、私たち一人ひとりでゆっくり噛みしめる必要がありそうだ。

5　核害のまちに生きる

核害に対する民主化運動

２０１４年３月の日本医療福祉生協連事業所利用委員会責任者会議で、郡山医療生協専務理事の宮田育治《やすはる》さん（62歳）は以下のような話をした。

まずは、私たち郡山医療生協の立ち位置とスタンスです。東日本大震災と福島第一原発事故は、深刻で複雑で長期的で、収束したなどとはとても言えず現在進行形です。３年間を振り返るのも辛いし、今後を考えることも難しく、目の前にあるできることに必死で取り組むのがやっとです。

福島県は、四国とほぼ同じ面積と広く、浜通り、中通り、会津と３つの地域にわかれ、郡山医療生協は、中通りの中南部を主な活動地域としており、風の流れや地域、天気などの関係で放射性物質に汚染されました。浜通り地方から避難されてくる人々を受け入れる地域で、強制避難地域ではありませんが１万人を超える人々が自主避難しました。郡山医療生協の本部と桑野協立病院は、福島第一原発から60㎞離れており、原発事故に対する意識は希薄で、全くと言ってよいほど無防備でした。風の流れや地形などの関わりで、放射性物質は原発から北西方向に流れた後で南下し、福島県の中通り地方を高汚染地域にしました。

このため郡山は、生活や地域を根こそぎ奪われ、避難させられた地域とは違い、福島第一原発からの放射性物質で汚染はありましたが、避難するほどではなく生活してもよいという地域で、もちろん自主的に避難することは可能です。

「避難するべきか、住み続けるべきか」「放射線による健康被害は」「子どもを産めるのか、育てられるのか」「食べ物は大丈夫か」など、見えない不安を常に抱えながら生産や生活や労働を継続していかなければならない地域です。

私たちは、原発震災という世界に類例のない大災害に立ち向かう取り組みを、原発事故による放射能被害を核の公害であるとして核害と認識し、憲法と患者の権利章典（いのちの章典）を据えて、原発から主権を取り戻す住民による核害に対する民主化運動（民権運動）と位置づけました。これまで進めてきた郡山医療生協の運動、事業、組織を挙げて、核害に立ち向かうことにしました。そのため広島、長崎、沖縄、全国の核害に対する闘いや、その他の公害の取り組みに学び、連帯することによって核害の闘いへ活かすことにしました。

次に、患者の権利章典（いのちの章典）を据え、核害に対する民主化運動の提起と実践です。

混乱と動揺と不安の中で、２０１１年6月の郡山医療生協総代会において、「放射能汚染に立ち向かう地域まるごと暮らしと健康を守る大運動」を提起しました。そのパンフレット3万部の普及を通して運動を開始しました。２０１１年11月には坪井院長と私がチェルノブイリ視察へ参加し、また木村真三さん、聞間先生、矢ケ崎先生はじめ専門家とのネットワークが広がりました。２０１２年には坪井院長が、ドイツやスイスの脱原発と自然エネルギーを視察し、２０１３年は日本原水協のロンゲラップ島民支援への職員代表派遣や、２０１３年に沖縄平和連帯ツアー実施などを通して、この方針は補強されていきました。

「直ちに健康に影響はない」「笑っている人に放射能は来ない」「スピーディの情報が知らされない」など、何を信頼して良いかわからない中で、見える化をキーワードに核害へ立ち向かう取り組みを進めました。

見える化の取り組みは、目に見えない、臭いもしない放射能を自ら測って、放射線を数字で認識することからはじめました。わが家や隣近所を測定し、子どもたちの通学路や公園を測定し、その結果をマップにして地域に知らせました。また、測定結果を基に自宅や庭を除染したり、行政に連絡して除染をお願いしました。空間線量測定活動には、２０１１年度に26支部で６５５人が参加して３４６３カ所で、職員は２１３人が参加し１６５８カ所で測定しました。この活動には、かつて血圧計の測り方を学び、二股聴診器を開発したり血圧測定活動を進めたことや、糖や塩分のおしっこ検査など、組合員による健康チェック活動の経験を活かしました。

見える化の取り組みの第二は、測定活動と並行して進めた学習と情報提供活動です。安全神話がいきわたり、放射能などの学習は全くと言ってよいほどされておらず、見よう見まねで一からはじめました。生協職員や支部や班だけでなく、町内会、ＰＴＡ、子ども会、労働組合、保健委員会、学校の教職員などでの学習です。

専門家や行政への不信の中で、医療生協への講師養成がこれまでの垣根を超えて殺到しました。支部や班も手探りの中で学習を展開し、継続した学習で放射能と向き合い、地域の人々といっしょに放射能問題を考えたり、核害の学習により身を守り生きる力を高め、自ら測定して学習し、判断するする力をつけるために住民自身の学習運動を継続的に進めました。住民の手による空間線量測定や、食品放射線測定、体の放射線測定と学習は、核害の地で生きていくために必要不可欠なことでした。

またホットスポットが見つかったら、行政への連絡や自らも除染をし、学習と測定活動を土台に、食生活の中で被ばく防護運動を展開してきました。人が安心できるのは、自分で何をすればよいのか、何ができるかがわかった時です。

低線量被ばくの健康影響がわからない中で、予測予防や早期発見早期治療の視点から、従来の健診に白血球像や甲状腺エコー検診を導入し、医療生協の得意とする健康チェックや健康診断をより重視してきました。低線量被ばくによる健康被害はないとして、調査の目的が不安の解消との立場で進めている福島県民健康管理調査や甲状腺検査は問題で、スクリーニング効果と言い切るべきではありません。

命優先の社会に

ひまわり運動も展開し、全国からひまわりの種を送ってもらい、7~8gずつ小袋につめ約4500人に普及しました。私たちが検査するとひまわりの根に、セシウム134と137が394Bq/kgで、葉に129Bq/kg蓄積し、種と茎からは検出しませんでした。ひまわりの処分の問題や除染効果など課題はありましたが、脱原発の運動の一環という位置づけをして取り組みました。

リセット企画として子ども保養にも取り組みました。子どもにおける放射性物質の生物学的半減期を考慮すると、8日～1カ月程でリセットできるとのことで、サマーキャンプなどの子ども保養を実施しました。郡山医療生協独自企画が12回で、他に全国の医療生協の企画や、福島県生協連の企画など全国的な取り組みに広がっています。

これらの取り組みは、全国からの看護師支援抜きには不可能でした。支援してくれた看護師さんが福島の様子を語り、心と心の結びつきが広がり、職員は全国の仲間に支えられ、仲間と共にがんばっていることを体感しながら踏ん張ることができました。毎日のように全国から野菜、米、りんご、みかん、特産物などが送られ、大きな励ましとなったものです。

また全国への情報発信として対策本部ニュース（２０１２年4月から核害対策ニュース）を毎日発行し、現地の状況を発信して、全国に赴いての現地報告を15都県で28回おこないました。

東京電力への損害賠償は、医師の避難退職による損害をどのように請求するかを含めて、福島県生協連に結集して交渉しています。国に被害者救済のため、生活再建、環境回復、健康被害対策、賠償などの対策を求めた、「生業《なりわい》を返せ、地域を返せ！　福島原発訴訟」へ参加して運動を展開しています。

チェルノブイリの視察から学ぶことは、第1に小学校での教育と併設された情報センターの活動など情報と教育の大切さです。第2に内部被ばくは、食品対策の徹底でコントロールできるというアドバイスをしっかり受けとめ、第3に診療所に配置されたホールボディカウンターと地域での健康管理体制です。

情けない話ですが、原発事故を体験し核害に苦しめられて、はじめて放射能の恐ろしさを痛感しました。セシウム１３７が、半減期を10回くり返して人体への影響がなくなるまで３００年かかります。

考えてみれば、核兵器反対運動は熱心だったのに、原発に対する取り組みの位置づけは低く、地震大国の日本に最大54基の原発設置となってしまいました。しかもいまだに事故を起こした原発は、放射性物質を大気と海に出し続け、地震が来ると冷やりとし、全く収束の見通しは立っていないので、復興の全ての前提に福島第一原発を安全に廃炉にしなければなりません。

ベラルーシの人々は、内部被ばくをコントロールできると言っていました。福島でも実現するためには、今後30年以上の長い闘いを土台に、主権在民の思想の具体化と住民参加の健康づくりや地域づくりをしっかり据えることです。内部被ばく対策として、いつでもどこでも誰でも食品と体の汚染度測定ができる体制をつくることと、放射線教育と情報の提供が汚染地で生き抜くカギになります。国や自治体に全てを任せるだけでなく、汚染地の各医療生協に、食品放射能測定器やホールボディカウンターを設置し、闘う体制を構築することが必要です。これらの課題実現には、脱原発運動と結びつけた心をつなぐ全国の連帯と支援が不可欠だと考えています。

こうした福島での闘いは、原発と原発事故によって奪われた、憲法に保障された基本的人権、生存権、幸福追求権、健康権、居住権、労働権、教育権などを奪い返すことです。

福島の原発事故をなかったことにさせないために、いのちの章典を貫き続ける取り組みを発展させ、経済優先でなく命優先の社会にすることです。

宮田さんの熱い志を感じることができる。

6　市民科学者養成講座

市民が科学的知識を学ぶ

２０１３年に郡山医療生協は、５回の連続講座を主催した。専門家だけに頼るのでなく、市民の一人ひとりが必要な科学的知識を学び、核害に対応することを願ってのことだ。第１講ではオープニングとして、「甲状腺検査を通して、今後の県民の健康管理」をはじめ、市民科学者になるにあたってのポイント、第２講では「放射線に関する基礎知識」、第３講では「測定の実際」、第４講では「いわき市・志田名のフィールドワーク」、第５講ではこれまでを振り返り参加者全員が意見を出す講座であった。放射能の汚染に正面から立ち向かう市民科学者を、ていねいに養成する講座と呼んでも言いだろう。

校長は放射線衛生学者の木村真三さん（47歳）で、ＮＨＫのＥＴＶ特集「ネットワークでつくる放射能汚染地図」で注目された行動する科学者でもある、現在は獨協医科大学准教授・同大国際疫学研究室長を兼任し、郡山医療生協の取り組みを理解し積極的に支援している。

第１講（２０１３年７年23日）

多くの市民・組合員・職員が参加し、坪井院長の「核害の街で生きる」の話で講座がスタートした。

原発問題は社会の構造的問題であり、水俣病などの公害から同じ問題点が浮かび上がると前置きして、国民主権が侵害され個々の人権が踏みにじられ、憲法がないがしろにされてきた社会のゆがんだ構造が露呈したものと指摘した。

校長の木村真三さんからは、情報の真偽を判断するのに他人任せになっていないか、自己都合により情報を取捨してはいないかの問いかけがあり、この地で市民科学者になる上での明快な提言があった。福島県民健康管理調査での甲状腺検査結果にも触れ、原発事故の影響をより小さくしようとする意図がはっきりと見えると指摘し、「17万4000人の検査の結果15人にがん疑い」という報道に、疫学的なデータを取る分母が操作された疑いを指摘して待ったをかけた。

「講演会では、またかと思う質問が出ます。専門家でも答え方に気を使う、極めて低い線量の被害を気にする質問で、例えば空間線量率が事故前の2~3倍程度上がった事に関する健康不安や、1ベクレルも取り込みたくないとプールに子どもを入れさせない母親などです。

もちろん、できる限り被ばくは低くしなければなりませんが、極端な「危険」の思想はいかがなものかと考えます。1950年代以降の大気圏内核実験による汚染は日本にもありましたが、情報が市民に伝わることはありませんでした。今回の事故を契機に放射線測定器が普及し、身の回りに食品の汚染検査が拡充してきたために、情報を入手することができるようになったのです。私たち市民に不足しているのは、情報を正しく理解するための機会が少ないことです。インターネットの普及により簡単に情報を入手できるようになった反面、その情報の真偽を判断するのは他人任せになっているのではないでしょうか？　自己都合により情報を取捨しているのであれば、それは改めるべきです。農薬の食品汚染や遺伝子組換え食品の問題など、知らず知らずに摂取している食品中にも気をつけないといけない物質がたくさんあるわけです。二本松では市民健康手帳が配布され、自分の健康は自分で守り、カルテの保存期間を50年にしています。さまざまな情報操作に対し、科学者と市民科学者が協力して闘っていこうではありませんか」

講義の締めくくりで木村校長は、熱気あふれる会場の市民科学者たちにこう呼びかけた。

第2講（8月6日）

前回に引き続き多くの市民・組合員・職員が参加し、開講前から熱気あふれる講座となった。第2講は基礎編で、坪井院長から市民科学者になる上で必要な放射線に関する基礎的な話があった。講義は放射線の種類とその人体影響に及び、ガンマ線とアルファ線では体が受けるエネルギーは20倍も相違すること、アルファ線の正体は、中性子2個と陽子2個からできており、それぞれは電子の840倍の重さを持つことなど、内部被ばくを避ける重要性の科学的根拠が話された。

他にも放射性物質の半減期など専門的な領域にも話は及んだが、参加者は真剣そのものだった。

第3講（8月20日）

第2講の基礎編を受けて放射線衛生学者の木村校長が、放射線の種類とその人体に対する影響や感受性に関する講義をした。Svは人体への影響を示す線量であるが、通常の空間線量計などで示されるSv／hは、皮下1cmまでの線量として概算で算出されており、参考値程度と見ることが必要であること、本来は臓器ごとの感受性に合わせて線量を算出し、その合計で被ばく線量が表示されなければならないことが説明された。また、放射線被ばくし染色体が切断された際にも、人体に修復機能のあることが指摘されたが、6グレイ程の大量被ばくをすると誤修復が起きてしまうことや、被ばくによる遺伝的影響と奇形の発生のメカニズムについても議論があると紹介した。その際、福島とチェルノブイリを単純に比較検討することはできず、事故の大きさだけではなく、地域性や生活様式や食生活などによる人体への影響についても、慎重に検討を重ねていくことの必要性を強調した。

第2部は、食品測定がテーマになった。木村校長が開発した食品測定器「フードライト」を紹介し、短時間で汚染の度合いを赤、黄、緑のランプで知らせる画期的な性能が注目を集めた。また、郡山医療生協で取り組んでいる食品測定活動の紹介があった。

第4講（9月1日）

第4講はフィールドワークで、いわき市志田名地区と川内村の除染状況を現地視察した。45名の参加で、志田名地区の住民にも協力してもらい、事故直後から除染に至るまでの経過の説明を受けた。志田名地区は、原発から30km圏内でありながら、いわき市の方針によって除染の対象地区に指定されず、高濃度汚染地区の中で住民は放置された。木村校長が住民の要請を受けて、住民といっしょに汚染マップを作成した。その結果を文部科学省や当時の細野大臣へ直接説明する機会があり、除染の対象地区にするよう要望し国を動かした。

ところが除染後の仮置き場設置で問題が起こった。補償問題で住民が分断しかけたとき、直接民主主義を原則とした、全住民参加の討論によってこの問題を解決していくことを木村校長が提案した。老若男女を問わず多くの住民が参加し、過半数に到達するまで何度も議論を重ね、仮置き場設置が決められた。志田名の山を造成して作った広大な仮置き場には、現在までに3000tの除染土が積まれていた。

その後、川内村を視察した。川内村は福島県の基準で除染をおこない2012年でほぼ予定の除染を終え、一定の線量に下げることに成功したがまだ十分ではない。このこともあって川内村では、帰村宣言によって少しずつ住民は戻りはじめているが、若者たちがあまり戻っていない。

現実の除染状況の視察はとても示唆に富むものであった。その地域に住み続ける上で、住民自身が決め、行動する住民自治の重要さを参加者は実感した。

第5講（9月10日）

これまでの4講座を振り返り、それぞれが市民科学者として今後どう行動するのか、グループ討議して考えを深めた。

冒頭に坪井院長と木村校長から、汚染水・オスプレイ・原発と沖縄・公害などの点から、これまでの日本の構造的問題点を指摘した。また2020年東京オリンピック招致での安倍首相発言で、「世界で一番厳しい基準」については「ウクライナではもっと厳しい」と触れ、被ばくに対しても「セシウムだけの問題ではない。ヨウ素や飲料水による初期被ばくには触れていない」など、日本政府の無責任さを指摘した。こうした社会の歪みが被ばく者をうみ、福島の現状があると問題を提起した。

５つのグループにわかれ、それぞれの思いや考えを発言し、これからの方向性についてまとめ各グループから報告した。最後に木村校長が、受講者一人ひとりに修了証を手渡して連続講座を終えた。

7　子どもを守れ、命を守れ、未来を守れ

子どもたちの健康を守る

郡山医療生協には、職員のための院内保育所の「つくしんぼ保育園」があり、ここでも核害から幼い子どもたちの健康を守る取り組みが積極的に進んでいる。その現場を園長の鹿又《かのまた》智子《のりこ》さん（55歳）は、２０１４年２月に以下のような報告をした。

３・11震災から3年。この3年間、保育園は放射能からどう子どもたちを守り、子どもたちの本来の遊びをいかに取り戻すかを常に考えながら保育してきました。食品線量を測り地場産の野菜を取り入れること、放射線量を測りながらの散歩、外での水遊びの実施、砂遊び。どれも1つ1つ父母のみなさんの意見を聞きながら進めることを大事にしてきました。たとえ数値が低いことを示しても、親の不安は個人差があり感じ方がみんな違います。父母の不安に寄り添いながら、こちらからの押しつけにならないように、でも子どもたちにこんな楽しい活動をさせたいという思いや、本当に大丈夫なのかといった不安をいつも抱えていました。

またこの福島の現状を、より多くの保育関係者に伝えたいと思い、全国の研究集会や交流会に保育士全員が参加し報告してきました。

食品検査について

震災当初は水や食べ物の汚染が心配で、ミネラルウォーターを使っての調理や、できるだけ福島県外の食材を使っての調理をしていました。しかし、水は市内の公立保育園で水道水を使っていることや、ミネラルがミルクにも含まれているため、ミネラルウォーターは子どもにとっては過剰摂取になってしまうことなどから、２０１２年６月に水道水に切り替えました。

給食の食材については、２０１２年12月から福島県が給食検査体制整備事業をはじめ、食品検査の食材は1日２０００円を限度に郡山市から支払われるようになりました。この事業を活用し、次の日に使う食材とその日の給食を検査し、結果は毎日標示して父母に知らせています。今まで検出されたことは一度もありません。

検査は、子どもたちが放射性物質を体内へ取り入れないために大切です。しかし、同時に検査食材分を準備し、領収書を揃えるなど調理士の負担は大きく、保育園と総務は毎月郡山市に提出する書類を作成するという業務が増えました。

食品検査が進む中で、不検出であれば地場産の新鮮な野菜を食べさせたい思いがありました。２０１３年1月に「免疫力を高める食生活」と題して、福島医療生協わたり病院の栄養士を囲んで父母会学習会を開きました。この席で12月から保育園ではじめた地場産のホウレンソウや大根などの検査で、放射性物質が検出されないことや、他県から取り寄せた食材より新鮮で美味しいことを伝え、地場産の使用について父母の意見を聞いてみました。すると「市場に出ている地場産の野菜は、検査しているので使っています」という声も多く出され、食品検査で検出されなければ使っても良いことになりました。

保育〈散歩〉について

せせらぎ小道や島公園などに出かける時は、線量計を持って常に空間線量を気にしながら散歩していました。数値の高い所は近寄らないようにしながら、「散歩は子どもたちの大切な活動」と位置づけてきました。「除染が終わりました」の看板がある遊び場で遊具に乗ったり、虫を見つけたり、走ったりといった活動を、十分楽しむことで心も体も育まれたと思います。

２０１３年12月に安斎育郎先生に、散歩コースの線量を細かく測ってもらったことで、線量の高い場所や気をつける所がわかりした。また落ち葉や植物に触れて遊んでも、心配ないこともわかりました。「放射能を気にして部屋の中で過ごすよりも、外で遊ぶほうが子どもにとってずっといいです」の言葉に励まされました。

水遊びは、線量の心配のない病院の風呂場を借りておこないました。２０１２年には外でもやりたいと考え、組合センター前で実施を検討しました。線量を測り数値の高いプランターの下を除染し、ブルーシートに遮蔽する水をかけ、プールを置くと線量も下がり子どもたちは、はじける笑顔で水遊びを楽しむことができました。

震災後ずっとできなかったのが砂遊びです。保育園周辺の除染の時に、業者さんに「砂場をつくってほしい」とお願いしてみました。「わかりました」と川砂を入れ、砂場の上に敷くシートも準備してくれました。業者さんには本当に感謝です。計測した数値を父母に知らせ砂遊びがやっと実現しました。

はじめての砂遊びで子どもたちは、言葉を発することも忘れて黙々と砂だらけになって夢中で遊んでいたことが印象的でした。年齢が小さい子や砂遊びをさせないでほしいと言われた子については、室内や散歩で過ごすよう配慮しました。

新しい保育園

新しい保育園がほしいと場所探しをしていたところ、良い物件が見つかり移転が決まりました。除染はすでに終わっていて数値も低く安心していたのですが、安斎先生がきた時に測定をしたら、数値の高い所が見つかり結果を郡山市に伝えました。２０１４年１月に引っ越し、郡山市が監査と測定に来て、「住宅除染は終了しているが、保育園として使用するので国と協議したい」とのことでした。

２月に入り環境省が放射線量測定をし、「住宅除染が終わっているので、数値の高い所はフォローアップ除染になるが、まだ基準が決まっていないためやるともやらないとも今はいえない」とのことでした。

結局やらないとの返答で、子どもたちが生活する場所なのにと憤りを感じながら、自分たちでやるしかないと保育士、職員、父母で雪解けを待って除染を実施しました。

支援

今年も、静岡田町診療所、鹿児島虹の子保育園、長崎や新潟民医連の支援者さんから野菜、果物、米などがたくさん届きました。この支援は震災からずっと続いています。子どもたちの給食やおやつに取り入れ、父母にもわけてお家で食べてもらっています。野菜の収穫の時期が違うため、一足早い旬を味わうことができ、また見たこともない野菜が届くこともあり楽しみにしています。いつも福島に住む私たちを気にかけていただき感謝の気持ちでいっぱいです。

3年経っても、放射能の不安は消えません。特に子どもたちの過ごす保育園なのに、再除染しない市や国の態度に悔しい思いです。

〝子どもを守れ、命を守れ、未来を守れ〟

これからも保育園は、子どもたちを守る情報を発信する取り組みを続けていきます。

つくしんぼ保育園を訪ね

郡山医療生協の本部から、歩いて数分の場所にある「つくしんぼ保育園」を訪ねた。広い敷地の民家を改造した保育園で、庭が遊び場になっていた。玄関の前で鹿又園長に会って挨拶をしていると、散歩のため子どもたちが手をつないで元気に建物から出てきた。

「バイバイ！」

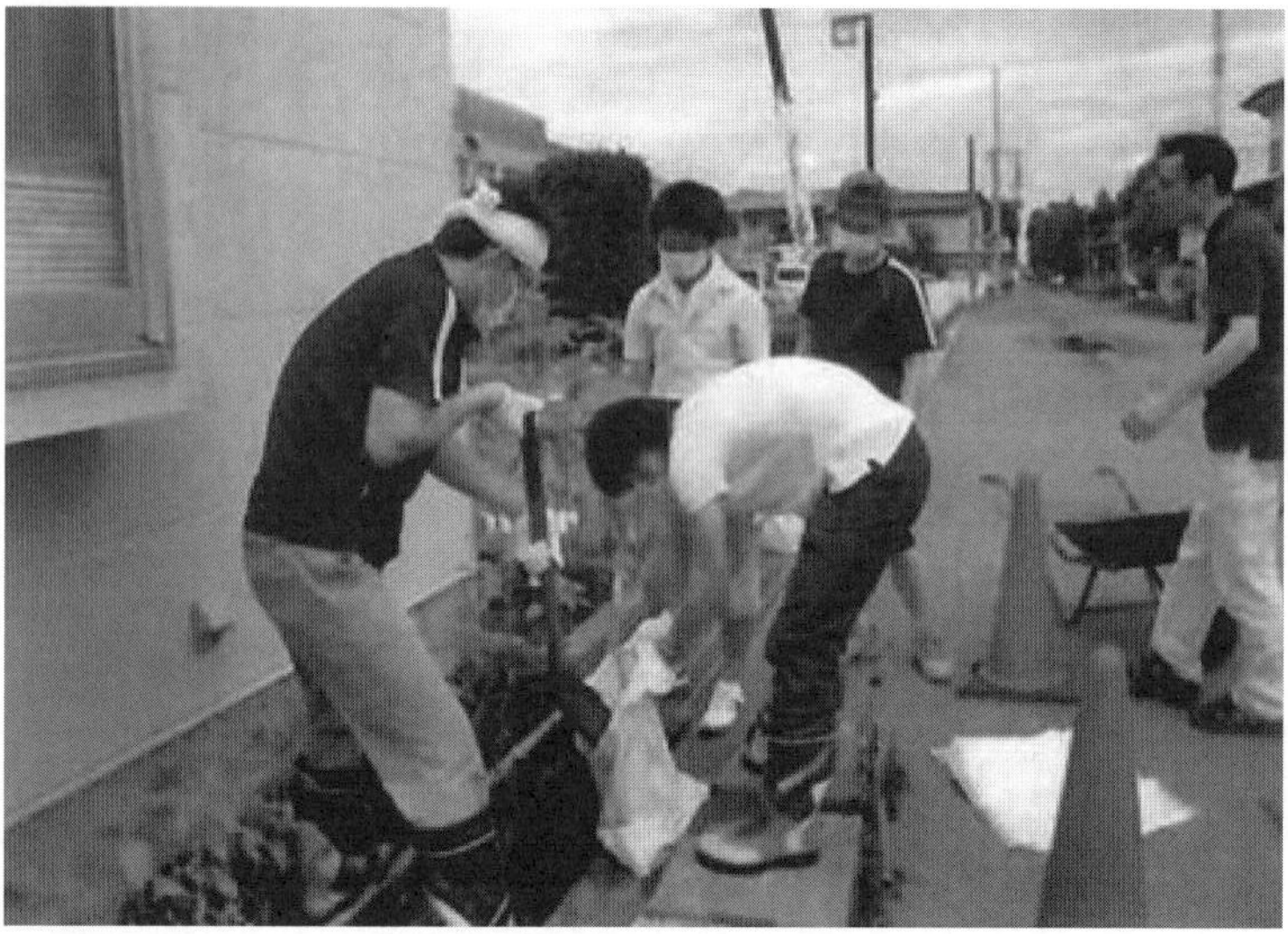

保護者も協力してのつくしんぼ保育園の除染活動

私は笑顔で手を振ると、子どもたちも笑顔で手を振ってくれた。玄関を入ると正面の壁に本日の給食が書いてあり、その横には「放射性物質を検出せず」との表記もあった。

台所の横にある小さな事務所で、鹿又園長から保育園として放射能の対策をまず聞いた。

「毎日、桑野協立病院の放射線科の方に、保育園の外と室内を測定していただいています。元の保育園はさつきの植え込みがあり建物の周りが高く、表土と共に撤去し新しい土を入れてひまわりを植えました。室内では窓際が高いので水の入ったペットボトルを2列に並べ、カーペットを敷き、床を拭き掃除のできるフローリングに張り替えました」

むやみに放射線を怖がるのでなく、計測してから具体的にできることをしている。

子どもたちの遊びについて、どのように工夫しているかも訪ねた。

「2011年の春に緊急父母会を開いて、子どもたちの外での活動について話し合いました。その結果、子どもにとって室内だけで過ごすのはとてもストレスになるし、外遊びは大切だという意見も多く、外での活動は1日30分以内にする、帽子をかぶって長袖の服を着る、砂遊びはしない、外から帰ったら手洗いをし、顔をぬれテッシュで拭くと決め、散歩を実施しました」

保護者との話し合いを大切にし、納得した方法で子どもたちの楽しい散歩をしている。

これからの園の進め方について、最後に鹿又園長へ質問した。

「つくしんぼ保育園は34年もの歴史がありますが、ずっと園庭のない保育園でした。ここに来てはじめて園庭のある保育園になり、念願の砂場もできました。外に出ると、すぐに好きな遊具で遊ぶことのできる空間があり、震災後ずっとできなかった砂遊びができるようになりました。子どもたちが笑顔いっぱいで夢中で遊ぶ姿に、3年過ぎてやっと本来の子どもたちの遊びを取り戻すことができたと感じます。

まだ、線量を気にしながらの不自由な生活は続きますが、子どもたちが伸び伸びと自然に触れながら遊ぶ環境を、行政にも働きかけながら父母のみなさんといっしょにつくっていきたいと思います」

ここの園では、0歳から3歳までの15人の子どもを預かっている。その一人ひとりを大切に育む鹿又園長の温かい愛情が、言葉や表情からもうかがうことができた。

第3章

健康な暮らしのパートナー

――福島医療生活協同組合

1　仮設住宅での茶話会

茶話会でのおしゃべり

「ダーリンが、今ではダラリンよ。困ってしまうわ」

その場にいた20名ほどが、大きな口を開けて爆笑した。深刻な言葉ではあるが、発言した年配の女性も笑っていた。かつては元気で恰好も良かった旦那さんが、仮設住宅の狭い部屋の中でダラリンとした暮らしをしているというのだ。

他の女性も続けて口を開けた。

「夫婦で耳が遠くなり、お互いに大きな声でしゃべっていますので、お隣さんに迷惑をかけていると思います」

「音は筒抜けだけど、何を話しているかまではわからないから大丈夫よ」

「そう、それなら少し安心だけど」

仮設住宅の薄くて簡単な間仕切りは、空間をさえぎることはできても、声や音は簡単にもれてしまう。

「隣とはイビキの競争をしています。迷惑をかけてないかしら」

「お互いさまよ」

イビキやくしゃみなどをすると、そのまま隣の部屋にも伝わり、どちらもイビキをかくとまるで競

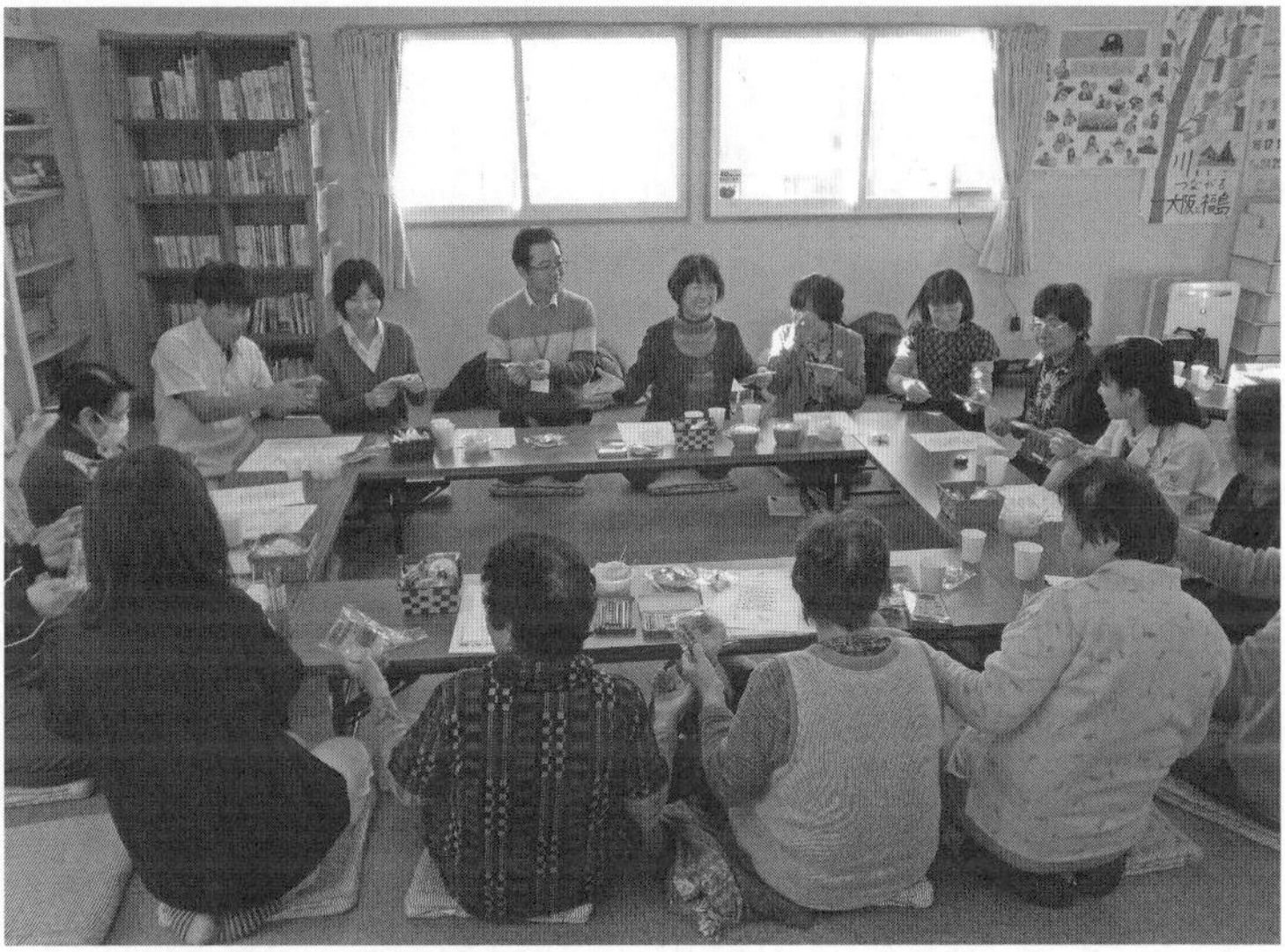

仮設住宅の集会場での楽しい茶話会

争しているかのようになる。

「浪江町に住んでいたときは、広い部屋がいくつもあって気にならなかったけど、仮設住宅では狭いから仕方がないわよ」

「それでも体育館の避難所に比べれば、プライバシーを守ることができるからいいけどね」

2014年11月の午後であった。福島市の北部にある南矢野目仮設住宅の集会場で、福島医療生協などが協力して、月に1回の茶話会が開催されていた。20畳ほどのホール中央に、低いテーブル4本で四角に囲い、その周囲に座布団を敷いて20人ほどの参加者が座っている。各テーブルには、塗り絵と色鉛筆が置いてあり、早く来た人から描いていた。窓際には高いテーブルとパイプイスがあり、側の体重計などで健康チェックもしていた。

なおこの仮設住宅には174戸が建ってい

た。

摂食・嚥下《えんげ》障害をなくす

「今日は、食事のとり方に関するお話と、そしてお口の体操をしますよ」

白衣を着た女性が大きな声で話しはじめた。

「歳をとるとどうしても口の中が乾燥して、食事をスムーズにすることが難しくなるときがあります。みなさんはお若いですから、そんなことはありませんか」

高齢者のみんながクスクス笑った。

「口の中が乾燥したときは、シューと吹き掛ける薬もあります。もっと簡単で安いのは、こんな飲み物です。栄養剤を水に溶かしたもので、他に味噌汁やミルクなどに加えて利用することもできます」

そう言った白衣の女性は、紙コップに液体を注ぎながら順番に配っていった。もらって私も飲んでみると、何かシロップのような甘さがあった。

「胃のレントゲンを撮るときに飲むのに似ているわね」

「そうですね。口の中が乾燥するときは、こんな方法もあることを知っておいてください。もっとも口から唾液が出にくくなるのは、部屋が乾燥していることも要因になりますから注意がいります」

「私は前に食欲がなくなり、検査してもらってお薬を出してもらいましたが、それが体に合わなかったことがあります」

心配そうに高齢の女性が話していた。

「食欲がなくなるのは、ストレスも影響します。今日は日赤病院から先生も来ているので、後で相談しましょう。

ではこれからはパタカラ体操ですよ。体操といっても簡単で、パ！タ！カ！ラ！と大きな声を出し、舌と唇やその周囲の筋肉が衰えることを予防します。まずパは唇を強く閉じてから開いて出す音で、唇の閉じる力を鍛えます。タは舌先を上の前歯の裏に着けてから離すときに出る音で、舌の前方への動きを強めます。カは舌を喉の奥に引いて出る音で、舌の後方への動きを高めます。最後のラは、舌が上あごについて離れるときに出る音で、舌の上方への動きの訓練になりますよ」

配ってくれたチラシには、以下の効果が書いてあった。
・いびきや歯ぎしりを改善させる。
・口呼吸が鼻呼吸にかわって口中の乾燥を防ぎ、喉や歯肉の炎症、口内炎、口臭の予防になる。
・噛む力や飲み込む力が回復する。
・よだれが無意識に出ることの予防。
・発音がハッキリする。
・入れ歯が安定する。
・表情が豊かになる。
・フェイスラインがすっきりして顔がスリムになるなど。
「では、パ、タ、カ、ラを、それぞれ5回ずつつくり返してみましょう。はい、どうぞ」

女性の音頭で、部屋中が「パパパパパ、タタタタタ、カカカカカ、ラララララ」の声で充満した。

私もいっしょに大きな口を開けて発声した。

「はい、よくできました。次は、みなさんご存知の『きらきら星』と『ドレミの歌』を、パタカラだけで歌ってみましょう。印刷した紙を回しますので、これを見ながら元気に歌ってください」

白い紙の両面には、歌詞の下にパタカラが順に書いてあり、『きらきら星』と『ドレミの歌』のリズムに合わせてパタカラの発音で口をみんな大きく開けていた。

ゲームや歌で楽しく

次はゲームである。全員が袋に入ったせんべいを1枚手にし、1、2、3……と数えながら、せんべいを右隣の人に手渡していく。ただし、5の倍数になると方向を逆転し、今度は左の人へと回すルールである。

「さあ、いきますよ。1！ 2！ 3！ 4！ 次は5ですから逆に回して、6！ 7！ 8！ 9！ 次は10ですから、また逆にしてくださいね」

そんなに早く回しているわけではないが、20人近くもいると全体のテンポに合わない人も出てくる。5、10、15、20では回す方向を逆転するルールであるが、そのことを忘れて回す人もいる。

「あら、間違えたわ！」

甲高い声が出ると、みんなは大笑いである。

やがて30までカウントした時に動きを止めると、せんべいを2つ持っている人もいれば、まったく手にしていない人もいて、また爆笑であった。

この日は、会津若松市から会津医療生協の女性組合員2人と男性職員1人がボランティアで参加し、ビンゴゲームを用意していた。縦横各5マスの合計25マスの表を全員に手渡し、マス目に各自が1から31までの数字を自由に書き込む。同じ数字を入れるわけにはいかないので、この作業は脳のトレーニングにもなる。

全員が数字を書き終えると、男性職員がカレンダーの日付を切り取った1から31まで紙を紙袋から取り出しては、順番に読み上げる。参加者は、同じ数字があれば丸印をつけていく。そうして縦でも横でも斜めでも、4つ並ぶと「リーチ！」と叫んで立ち上がり、次に5つ並ぶと「ビンゴ！」となる。こうしてビンゴになった方には、土産で持参した会津の菓子の他に、リンゴと折り紙の賞品が順に手渡された。

最後は、ボランティアの男性によるアコーディオンの演奏で合唱となった。歌詞を印刷した紙が配布され、年配の方には懐かしい『里の秋』『紅葉《もみじ》』『故郷《ふるさと》』を順番に歌った。

予定した2時間が終わり、土産を手にして避難者は帰っていった。

「楽しかったわ、ありがとう。また来月も楽しみにしています」

玄関で靴を履きながら、ある女性が笑顔で話していた。

2　福島医療生協の概要

設立当初

1960年代の福島市内は救急車のたらいまわしが問題となり、休日や夜間の救急医療は住民の切実な願いであった。当時は全国の多くの県で、このような状況に「いつでも、どこでも、だれにでも、無差別、平等の医療」を求める医療生協や、民医連設立の運動が進んでいた。そこで福島市豊田町に診療所を開設し、福島市での医療生協が誕生した。

【略歴】
1969年　福島医療生協設立総会、老人医療無料化運動
1970年　福島診療所開設
1975年　わたり病院開院（42床）・院内保育所ポプラ保育園開設
1976年　福島鍼灸治療院開設、第1回健康祭り
1977年　いいの診療所開所
1981年　わたり病院増床（168床）
1986年　わたり病院増床（196床）

1994年　いいの診療所新築移転
2001年　医療生協わたり病院付属　ふれあいクリニックさくらみず開所
2014年3月31日現在は以下である。
事業所：病院1、診療所・クリニック2、通所リハビリテーション1、訪問介護ステーション3、介護支援事業所2、サービス付き高齢者向け住宅1
職員数：正規職員378名、非正規・パート実人員138名、計516名
組合員：2万8479名

原発事故への対応

2011年4月に福島医療生協の理事会は、原発事故にあたって以下の声明をまとめた。

3月11日に発生した東日本大震災は、東北・関東地方を中心に未曾有の被害をもたらしました。加えて原子力発電所の事故が発生し、福島県民は三重・四重の災害の渦中にあります。生命と健康をまもることを目的とする生協として、被災されたみなさまに心からお見舞いを申し上げます。またこのような中にあるからこそ生協の持てる力を発揮し、保健・医療・介護の提供に全力をつくすとともに、組合員のみなさんには生協の結びつきを生かして、人びとの安心をつくりだす活動をすすめることを呼びかけます。

今回の原発事故は、健康問題にとどまらず、農業・酪農・漁業・観光をはじめとするさまざ

まな産業や、保育・学校教育に深刻な影響を及ぼし、原発周辺20㎞圏内だけでも7万人を超える人々が住み慣れた土地を追われ、あらゆる面で将来の見通しを持てない事態をつくりだしています。

この甚大な事故は、「想定外」の自然災害によって引き起こされたものではありません。1960年のチリ沖地震級の津波が発生した場合、冷却装置が失われ大事故につながることを多くの専門家が指摘し、国会でも取りあげられましたが、東京電力と政府はこれに応えず対策を怠ってきました。今回の事故は、この指摘がもっとも過酷な形で的中したものであり、国民に安全神話を吹きこみ原子力開発を推進してきた東京電力と、日本政府による人災以外の何ものでもありません。東京電力と日本政府はこのことを肝に銘じ、下記の対応をおこなうことを求めます。

1　事故の1日も早い収束のために、情報を公開し内外のあらゆる英知を集めて手立てをつくす。

2　東京電力の福島原子力発電所を廃炉にするとともに、全国で稼働中の原発の点検を速やかにおこない、原子力に頼らないエネルギー政策の開発・促進と地域振興を図る。

3　地域住民及び事故処理を行う作業員の健康被害を防止するとともに、晩発性障害の発生を含めて継続的な健康状態の把握をおこなう。

4　事故にともなって発生したあらゆる被害・損害について、全面的な補償・賠償を速やかにおこなう。

この方針に沿って福島医療生協は、以下のいくつもの課題へ積極的に取り組んできた。

3年間の福島医療生協の活動と課題

「震災・原発事故後3年間の取り組みとこれからの活動の方針」と題して、2014年3月に専務理事の渡辺幸夫さん（56歳）は、以下のレジュメにもとづいて報告した。

1　3年間の取り組み

（1）組合員と職員の協同の力がおおいに発揮されました。

①震災・原発事故直後の避難所訪問、炊き出し支援に続き、仮設住宅住民に対する定期的な支援、借上げ住宅入居者支援をはじめ、原発立地地域から避難している住民に対する支援を、組合員・職員の協同で積極的におこなってきました。

②避難住民を地域の中で温かく迎え入れ、交流をすすめてきました。診療所の健康まつりや各支部の新年会などにも、仮設住宅のみなさんが大勢参加しています。また、仮設住宅に医療生協の班がつくられた支部もあります。

（2）放射能汚染に対する住民の不安に応える活動を積極的におこなってきました。

①地域の空間線量測定、食品放射能測定を、ブロック・支部の組合員のとりくみとして、旺盛に展開しました。

②生協健診の項目を追加し、放射線の影響の経年的な把握を開始しました。

③医師・栄養士をはじめとした職員が、専門性を発揮して講演活動にとりくみました。

④健康チャレンジ・健康ウォークをはじめ、医療生協の特徴を生かした健康づくりの活動を積

極的におこなってきました。
⑤福島県生協連の「子ども保養プロジェクト」のとりくみに積極的に参加してきました。
⑥双葉町住民に対する甲状腺エコー検査にとりくむとともに、県民健康調査の甲状腺エコー検査に医療機関として参加する準備をすすめてきました。
⑦全国の生協・民医連の支援でホールボディカウンターを導入し、運用を開始しました。
(3)全国の仲間の支援を受けて、医療生協・民医連の事業と運動をすすめてきました。
①医師退職による困難に全日本民医連の支援を受けて立ち向かい、新たな展望を切り開くために、わたり病院の病棟再編事業にとりくみました。
②医師の確保と養成に力を入れ、3年ぶりに研修医を迎え入れることができました。
③全国の医療生協・民医連から、医師・看護師・リハビリスタッフ・臨床工学技士の支援をいただき、事業と運動を継続してきました。また、人的支援とともに、多くの支援金や激励の物資、リフレッシュ企画等を提供していただきました。
(4)原発ゼロをめざすとりくみ、東京電力に対する損害賠償請求のとりくみを、旺盛にすすめてきました。
①「原発ゼロ100万人署名」や原発ゼロをめざす集会への参加など、原発ゼロをめざし安心して暮せる福島を取り戻すための運動に積極的に取り組んできました。
②当生協の事業損失に対する東京電力の責任を追及し、損害賠償請求を行ってきました。第2期請求（2011年9月～2012年2月分）では、責任を認めようとしない東京電力の不

誠実な対応に対して「原子力損害賠償紛争解決センター（ＡＤＲセンター）へ仲裁を申し立て、６９００万円の賠償を勝ち取りました。現在、第3期請求（２０１2年3月〜２０１2年9月）の交渉をおこなっています。

2　これからの活動の方針

（1）組合員の助け合い活動と仮設住宅入居者をはじめとした被災者支援活動に、引き続き積極的に取り組みます。

①医療生協の特徴を生かして、安心して暮せるまちづくりの活動や被災者支援の活動を、支部・ブロック単位で旺盛に展開します。

②とりくみにあたっては、被災地自治体をはじめ行政との連携を意識的にすすめます。

③このとりくみを通じて、組合員と職員の協同をさらに前進させます。

④安心して暮せるまちづくりをすすめる大事な課題として、医療生協の組合員ふやし、機関紙手配りなどの担い手づくり、班づくり、支部活動の強化などにとりくみます。当面の重点として、すべての支部・職場で、組合員・出資金の年間目標達成をめざすとりくみを強めます。

（2）放射線被害対策をすすめ、組合員・役職員・地域住民の生命と健康を守ります。

①原発被災地での医療生協・民医連の事業所としての役割を、おおいに発揮します。新たにわたり病院に設置した放射能対策センターを拠点に、ホールボディカウンターや甲状腺エコー検査のとりくみ等、放射能汚染に対する地域住民の不安に応える活動を旺盛に展開していきます。

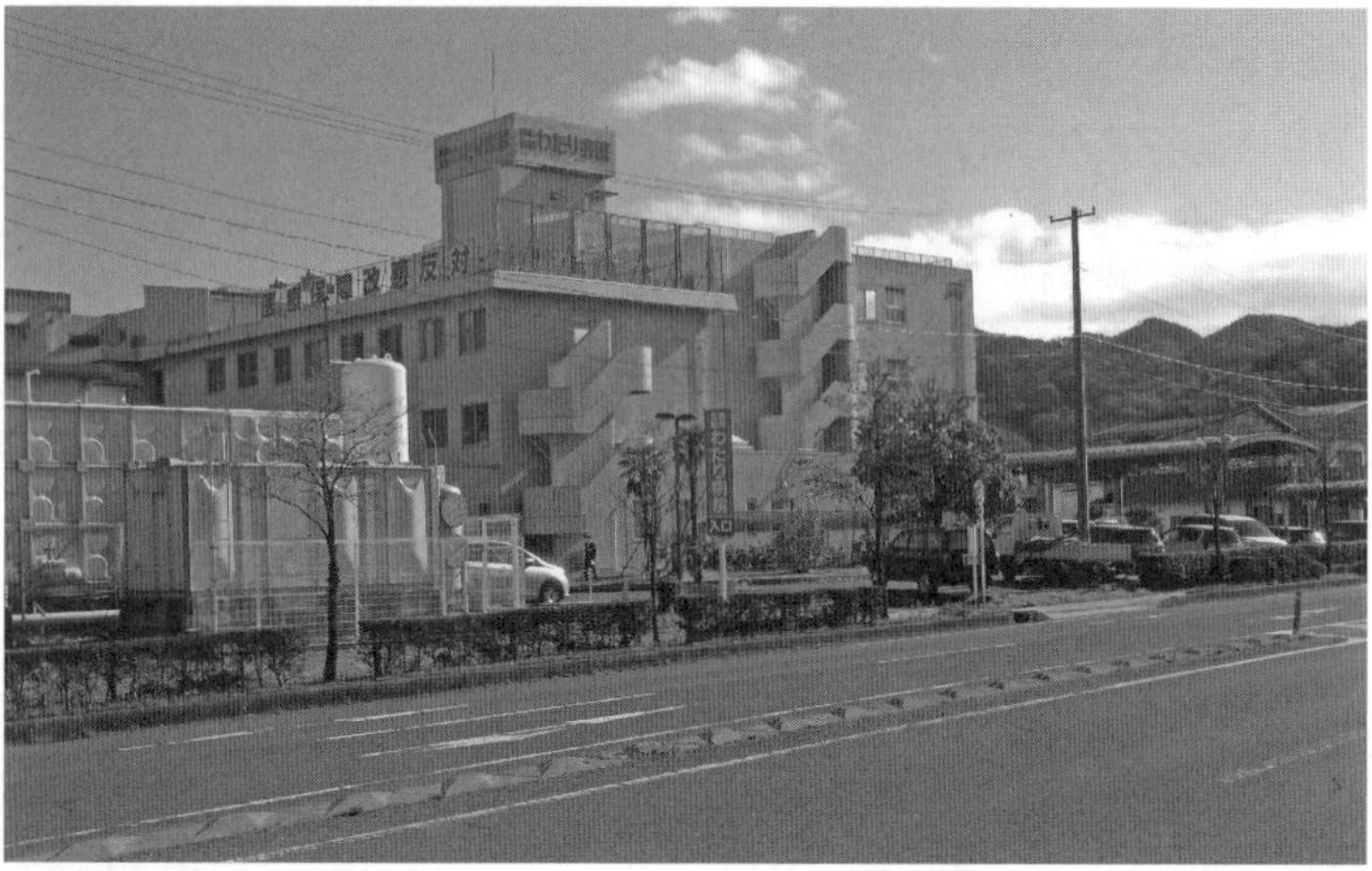

福島医療生協 わたり病院

②地域の空間線量測定・食品放射能測定に継続して取り組み、地域住民の不安に応えていきます。

③放射能に負けない健康づくりの課題として、免疫力アップをすすめる健康チャレンジ運動や、食品線量測定をはじめとした内部被ばく軽減対策、健診のとりくみを強化します。

④医療従事者としての専門性を生かした学習・講演活動を、積極的におこなっていきます。

⑤政府・自治体に、県民健康管理の施策に責任をもってとりくませる運動をすすめます。

⑥安心して暮せる福島を取り戻すために、福島県内の全原発廃炉を求め、原発ゼロをめざす運動を旺盛に展開します。当面、「原発ゼロ100万人署名」に全力で取り組みます。

(3)福島医療生協の事業と運動を守り発展させます。

①この3年間のとりくみを通じて、医療生協の役割が一層大きくなっています。放射能汚染と

向き合って、組合員・住民のいのちと健康を守る砦としての役割を発揮することとし、第6次長計にもとづく事業計画、わたり病院第6次医療構想の具体化をすすめます。
②そのため原発ゼロをめざし、安心して暮せる福島を取り戻す運動をおおいにすすめます。国と東京電力に対して、県民健康管理・損害賠償などに責任をもってとりくませる運動をすすめます。

福島にある5つの医療生協の中で、一番放射線空間線量の高い地域を基盤とする福島医療生協である。いろいろと工夫をしつつ対応している。

子どもの心にも寄り添って

院内保育園ポプラの保育士多田正子さんは、子どもの心にも寄り添った詩を創っている。

あの日、あまりに突然の激しい揺れにおびえ、
肩を寄せ合い、子どもたちを強く抱きしめていた。
続く余震の日々と原発事故……
先の見えない不安な日々の中、支えは子どもたちの笑顔。
私たちにできることは、子どもたちの心に寄り添い、全力で守り抜くこと。
そして自然豊かな福島と平和を、子どもたちに手渡すこと。
子どもたちの輝く笑顔と私たちの明日のために、この福島で共にこの時代を生き、
未来を信じて共に歩んでいこう

表4　リフレッシュ企画まとめ

開催日		主催	内容など	参加人数
2011年	8/6~8	庄内医療生協	海水浴、バーベキューなど２泊３日	8家族23人＋引率１
	8/10~12	静岡民医連・北浜医療生協①	プール、野外遊び、キャンプファイヤーなど２泊３日	6家族18人＋引率１
	8/24~26	静岡民医連・北浜医療生協②		6家族16人＋引率１
	12/23~25	民医連近畿地協	南紀白浜２泊３日	
2012年	1/7~9	民医連近畿地協	南紀白浜２泊３日	
	3/27~30	福井県民医連	恐竜わんぱくツアー３泊４日	
	3/20~4/5	民医連関東地協	①ディズニーリゾート②箱根③熱海いずれか２泊３日	
	3~9月	埼玉民医連	西武園遊園地フリーチケット	
	3/25	埼玉民医連	西武ドーム野球観戦	
	3/29	埼玉民医連	ゴールデンポークと天然温泉日帰りバス旅行	
	5/1~3/31	千葉民医連	蓼科保養所「みはらし荘」利用	
	6/16~17	新潟民医連①	マリンピア日本海、月岡温泉１泊２日	５家族
	6/30~7/1	新潟民医連②		５家族
	7/7~8	新潟民医連③		５家族
	7/25~8/31	福岡医療団	キャンプ、動物園など２泊３日	
	8/17~20	利根保健生協	収穫体験、尾瀬散策など３泊４日	6家族13人（子どものみ含）＋引率１
	8/21~23	静岡民医連・北浜医療生協	川遊び、バーベキュー、キャンプファイヤーなど２泊３日	9家族28人＋引率２
	8/17~21	ながおか医療生協	手作り体験、野外遊び、ウォークラリーなど	
	7/29~8/31	長野民医連　飯伊地域	昼神温泉自由宿泊プラン２泊３日	
	9月~11月	盛岡医療生協	自由プラン	
	11月~3月	医療生協さいたま	西武園または上野動物園	
2013年	7月中	岩手民医連		
	7/29~8/1	香川民医連	ドルフィンセンター、遊園地など３泊４日	１家族４人
	8/1~3	八戸医療生協	ねぶた見物など　２泊３日	２家族８人
	8/2~5	静岡民医連・北浜医療生協	野外遊び、動物園など　３泊４日	6家族18人＋引率２
	7/28~30	ながおか医療生協		２家族５人
	9/7~8	こども保養プロジェクト(紹介)	キッザニア・ディズニーリゾート	
	10月~11月	岩手民医連		
	10月~11月	新潟民医連		
2014/1/11~13		長野医療生協	戸隠スキーツアー	3家族9人＋引率１

表5　仮設住宅のお茶会

2014.2.28

		福島市					二本松市	川俣町	総計
お茶会開催回数（回）		笹谷	南矢野目	北幹線	森合	佐原	二本松	川俣	
		31	31	30	19	8	3	22	144
仮設住宅		笹谷	南矢野目	北幹線	森合	佐原	二本松	川俣	総計
のべ参加人数（人）	仮設住宅入居者	500	393	197	153	58	132	426	1,859
	組合員	231	181	95	8	13	12	23	563
	医療生協職員 看護師・保健師	35	44	40	23	1		20	163
	医療生協職員 看護師・保健師以外	40	40	31	17	8	14	29	179
	はなひらの職員	57	55	20					132
	研修医	5	5	1				2	13
	浪江町看護師・保健師	1			2				3
	浪江町相談員	16		2	48				66
	その他	12	33	2	5		1	2	55
	仮設別計	897	751	388	256	80	159	502	3,033

詩の行間に、子どもを温かく守る多田さんの優しさがにじんでいる。

リフレッシュ企画は、全国各地の医療生協や民医連の協力で、表4のように実施してきた。

避難所や仮設住宅などの支援

２０１１年8月から始まった仮設住宅の支援では、福島市、二本松市、川俣町にある7カ所で、組合員は班会のノウハウなどを活かしてお茶会を開いてきた。浪江町の仮設住宅では、浪江町の保健師とふれあいクリニックさくらみずと組織部が懇談してはじめ、川俣町では元々組合員だった方が仮設住宅で生活する中で、入居されている方に声をかけて始まった。

仮設住宅のお茶会支援は表5である。

3　みんなで健康チャレンジ

どこでも！ 誰でも！ 気軽に！ 楽しく！

いつまでも健康で過ごすことは誰もの願いであり、福島医療生協では以前から健康チャレンジに取り組んできた。組合員524名の申込みがあった2013年は、前年の「ラジオ体操をする」や「ウォーキングをする」の項目に加え、ロコモ・転倒予防の「片足立ち1分間」の90日間チャレンジコースを設置し、262名が参加して自らの健康づくりを進めた。

2014年は10・11月の2カ月を実施期間とし、「どこでも！ 誰でも！ 気軽に！ 楽しく！ 家族で、みんなでチャレンジしてみませんか」の呼び掛けで、医療生協のスローガンである「地域まるごと健康づくり」をめざし、引き続き健康チャレンジを開催した。具体的なコースは表6である。

組合員さんとつくる生涯健康

2014年12月に福島医療生協主催の職員向けの研究集会で、わたり病院栄養科の管理栄養士の関場治美さん（56歳）と組織部の佐藤綾子さん（48歳）は、「医療生協だからこそ！ 組合員さんとつくる生涯健康～健康長寿の地域から学んだこと～」のテーマで、班会や健康まつりの活動報告をした。

表6　2014年度健康チャレンジ

目的	No.	30日間チャレンジコース
快　眠	1	今日（深夜12時前）のうちに寝る
	2	毎朝、さわやかに起きるための工夫をする
自分休み・整腸	3	自分だけの時間をつくる
	4	1日1回、深呼吸
	5	1日1回、大きな声を出して笑う
	6	朝、寝起きにコップ1杯の水を飲む
いきいき快汗	7	ストレッチ / ヨーガ / 太極拳をする
	8	ラジオ体操をする
	9	ウォーキングをする
歯みがき	10	毎食後、歯を磨く
	11	1本ずつ、丁寧にブラッシング(歯もみ)をする
禁　煙	12	休煙日をつくる
	13	本数を減らす
バランス快食	14	規則正しく食事をとる
	15	間食をしない
	16	よく噛んで食べる（飲み込む前にあと5回かむ）
低塩分・低脂肪	17	調味料をかけない(醤油、マヨネーズなど)
	18	揚げ物は1日1皿にする
適度な飲酒	19	1日の飲酒の量を決める
	20	休肝日をつくる
脳いきいき	21	1日1回、音読をする
	22	毎日、日記をつける
自分の目標	23	オリジナル健康づくり(内容を自由に設定)
	24	オリジナル健康づくり(内容を自由に設定)
目的	**No.**	**90日間チャレンジコース**
ロコモ予防	25	片足立ち1分
生活不活発病予防	26	万歩計をつけて、活動量を上げよう！ 「北海道・東北、温泉めぐりの旅」 ＊記録用紙に歩いた歩数を記入し、温泉地を線で結びましょう。

いきなりですが、元々福島県の健康度は低かったことをご存知でしたか。野菜の摂取量は少なく、逆に食塩摂取量は多くて、急性心筋梗塞死亡率が全国1位と高く、また喫煙率も全国1位です。今こそ食生活とストレスの改善を考え、健康長寿の県を目指しましょう。

そこで班会などで、健康長寿地域の取り組みや生活習慣を学習し実行してもらっています。日常生活における運動とセットにすることが大切で、「主治医はあなたです！」と呼びかけています。

まずは福島で暮らすために、放射能の影響を考え広島・長崎被ばく者の約40年の追跡調査を参考にしました。50ｍSvの被ばくで、死亡リスクが1・04倍といわれています。また、がんになりやすい行動で生活習慣病にもなりやすいのは、喫煙者や毎日3合以上の飲酒で1・6倍、毎日2合以上の飲酒で1・4倍、肥満・運動不足・塩分摂りすぎで1・11～1・22倍、野菜嫌いで1・06倍です。つまり生活習慣や食生活を見直せば、がんや生活習慣病のリスクを減らすことができます。

次に、平均寿命の長い長野県から学ぶことは次の3点です。

第一に野菜と果物の摂取が多く、1981年から減塩に取り組んでいることです。厚生労働省は、小鉢5つ分目安で1日350g以上の野菜摂取を目標にし、長野県は男性379gと女性365gであるのに対して、福島県は男性318gと女性269gと男女とも少な目です。

第二は、小規模での果樹栽培など働き続けられる環境があり、65歳以上の就業率が最も高く生きがいを持っていることです。

第三には、住民が食生活改善推進員などの健康ボランティアへ、自主的に取り組んでいることです。

こうした長年の取り組みの結果、長野県の高齢者医療費は低い方から4番目となっています。

学ぶ他県の2番目は、心臓病の死亡率が低い福岡県で、久山町では1961年から現在まで継続している生活習慣病の調査があります。認知症ではない60～79歳の住民約1000人を対象に、15年にわたる調査をして糖尿病は認知症の危険因子とわかりました。

認知症の発症率が低い食事パターンは、牛乳・乳製品、大豆・大豆製品、野菜、海藻、果物、芋、魚、卵を摂り、米は食べ過ぎないで、日本人が伝統的によく食べる和食の食材に、牛乳や乳製品を組み合わせた食事にし、ただし過剰にとれば脂肪が多くなり栄養バランスは崩れます。

また鯖の購入量が多く、青魚の脂肪EPAやDHAは、動脈硬化を予防します。塩分量が1割少ない麦みそを使い、昆布やカツオでだしをとるので食塩摂取量が全国42位と少ないことも特徴です。

健康寿命が、女性は1位で男性は2位の静岡県に学ぶこともいくつかあります。温暖な気候で日照時間が全国3位と長く、歩くことや自転車に乗ることが推奨されているし、またシラスや桜えびなどを食べて骨密度が高くなっています。

ところで健康寿命とは、2012年に厚生労働省が発表した新健康指標で、認知症など日常生活に支障が出る大病を患わず、自分のことは自分でできる期間のことです。平均寿命と健康寿命の差が短いと、寝たきり期間も短くなり、男性は平均寿命79・55歳で健康寿命70・42歳ですから、差は9・13年で、女性は平均寿命86・30歳で健康寿命73・62歳なので差は12・68年です。

生活習慣と食事を見直すことで、健康寿命を長くできるので注意が必要です。そこで長野県、福岡県、静岡県民の真似をし、福島が健康な県に生まれ変わってイメージアップをすることです。そのため第一に、野菜・果物、乳製品、魚（鯖）、シラス、桜えび、発酵食品、食物繊維の多い和食を忘れずに食べ、第二に素材の味やだしを効かせて薄味にし、第三に日光を浴びてまめに動いて骨折を予防し、第四に仕事や役割をして生きがいを持ち、また自主的に学習することです。

こうして班会や健康祭りで、生活習慣病やロコモ予防に取り組んできました。スローガンは、2011年が「生活習慣病を見直し、免疫力をあげて病気やストレスに負けない体をつくろう！」で、2014年は「生活習慣病を見直し、免疫力をあげて病気やストレスに負けない体をつくろう！＋認知症予防＋ロコモ予防＋万歩計をつけて生活不活発病を予防しよう！」としました。

なお8つの生活習慣とは、①ぐっすり睡眠、②しっかりと自分休み、③きっぱり禁煙、④ほどほど飲酒、⑤いきいき快汗、⑥バランスよく快食、⑦きちんと3食、⑧しっかり歯みがきです。

健康指標は、適正体重・適正体脂肪・適正腹囲で、適正体重の目安のＢＭＩ（＝体重kg÷（身長m×身長m））が18・5～25で、体脂肪率は男性25％未満、女性30％未満にすることです。

二つ目の適正血圧では、最高130mmHgと最低85mmHg未満をめざします。

2013年の健康チャレンジでは、ロコモ予防として1日1回1分間の片足立ちに、90日間チャレンジしてもらいました。

参加者の感想では、「片足立ちをはじめた頃はつかまってもフラつきましたが、今ではズボンをはくのに立ったままでできるようになりました」などがあり、成果を確認することができました。

◇◇◇◇◇◇◇◇◇◇◇◇◇◇◇◇◇◇◇◇

福島医療生協で、総合的で地道な健康チャレンジが進行している。

4　野菜を仮設住宅へ届け

佐原《さばら》の農家を訪ねて

「最初に近くの仮設住宅へ小豆を届けたのは、震災のあった2011年の秋で、何か支援しようといった強い気持ちでなく、わが家で少し多めに収穫した小豆を、近所におすそ分けする程度の軽い気持ちでした。収穫したままの小豆ですから、成長の悪い豆や虫が食べたものもあります。このため仮設住宅の人たちは、集会所に集まっていっしょに小豆を選別しました。そのときはじめて顔を合わせておしゃべりをしたことが、とっても良かったと喜んでいました。同じ浪江町の被災者ですが、集落が違って名前も知らない人たちだったので、仮設住宅に入っても話をすることがそれまでなかったようです」

大きな農家の居間で小柄な佐々木智子さん（74歳）が、ご主人の健三さん（74歳）といっしょに支援の話を聞かせてくれた。テーブルの上には、900mlの丸いガラスビンに入った牛乳や、皿に盛り上げたカボチャの煮物やみかんなどが置いてある。牛乳をグラスに注いで口にすると、濃厚な味がして美味しかった。

仮設住宅へ育てた野菜を届けている農家の組合員がいると、福島医療生協から教えてもらい、福島市の西に位置する佐原を訪ねたのは2015年1月上旬の朝であった。福島駅から車で30分ほどの地で、駅前に雪はなかったが、目的地が近くなると田畑が白くなり、民家の軒下などには雪を積み上げてあった。智子さんは淡々と話す。

「わが家は牧場ですが、家の前に4反ほどの畑があり、家族が食べる野菜だけでなく、直売所に出すこともたまにありました。牧場で出る牛糞を時間かけて完全堆肥化させた肥料が大半で、少しの化学肥料と農薬を使って育てています。どれも太陽の光や雨が直接注ぐ露地物ですから、虫食いは多いです」

テーブルの上には、大根の漬物やローストした落花生などがあり、それぞれ口にすると独特の甘さがあった。特にカボチャの大きな煮物は、ホクホクしてまるで栗でも食べているような甘さがあり驚いた。聞くと岐阜県高山市で開発された宿儺《すくな》カボチャで、ヘチマのような細長い形をし、重さは1個が2・5kg前後になり、表皮は淡い緑色に濃い緑色のまだら模様が入っている。糖度がカボチャの中でも高く、スープやデザートや煮物などに使用されることが多い。一般には知られていない伝統の野菜が、まだ各地にあるようだ。

「季節によって大根、キャベツ、ササギ、ジャガイモ、人参、キュウリ、ナス、トウモロコシ、さつま芋などをつくって届けています。大根や人参などは土のついたままで各玄関に置くときもあれば、ビニール袋に入れて持参することもあります。朝採ったトウモロコシは、湯がいて持っていくので美味しく食べることができ喜んでくれます。

佐原の仮設住宅までは、一輪車に乗せて運びますが、大根や白菜など重さがあると1回では無理で2回になることもあります。信夫台《しのぶだい》の仮設住宅には自治会があり、連絡をすると車でここまで取りに来てくれるし、またジャガイモ掘りをいっしょにしてくれたこともあります」

こんなにずっと続けていろいろな野菜を届けていることに、私は驚いた。さぞかし仮設住宅に住んでいる人たちは、佐々木さんから届く美味しくて新鮮な野菜を喜んでいることだろう。

夫婦で支援

支援で仮設住宅へ届けているのは、畑で智子さんがつくった野菜だけではなかった。

「私のつくった野菜だけでなく、夫の関わっている全国の農民連からの支援物資も届けました。みかんや卵などもあれば、静岡からはお茶、富山からはチューリップの球根、茨城からは種用の里芋やジャンボニンニクや黒豆、神奈川からのサヤインゲンなども運んでいます」

食べ物はもちろん大切だが、届いたチューリップの球根を育てて咲かせた花は、仮設住宅で暮らす被災者に大きな安らぎをきっと与えたことだろう。

なお農民連（農民運動全国連合会）は、農業と農家の経営を守る目的で１９８９年１月に結成し、減反や米の輸入自由化に反対して食料自給率の引き上げを求め、また独自の産地直送や直売の拡大などもしている。また原発事故では、２０１１年４月に被災した農家が牛を連れ、東京駅の近くにある東電本社前で抗議活動をして話題になった。なお佐々木健三さんは、以前に農民連の会長を長くされた方で、震災後の牧場について話してくれた。

「ここは幸いなことに福島市の中でも放射線の影響は少なくて、今では毎時０・１μSv以下ですが、それでも安全のための対応をいくつもしています。事故直後から県の通達によって県内産の牧草は使用せず、事故後の4月以降は牧草と敷きワラに替わる麦ワラも含めて、全て北海道から購入し、配合飼料は輸入した大豆とトウモロコシで、遺伝子組換えしていないものを使用しています。飲み水は人間と同じ水道水で、このためここら辺の農作物の中では、ある面で一番安全と言ってもいいのではないでしょうか。牛乳を検査していますが、いつも検出限界以下なので、安心して利用してもらうことができます。震災前は1日に900mlビンで平均約200本を配達していましたが、今は約120本にまで減少したままです。

また7haほどの牧場は、表面から30cmほどの土をはがし、その下の土と入れ替える作業をしていますが、広いのでまだ全部は終わっていません」

震災後に新たな経費がいくつも増えている。消費税が8%になってからは900ml入りの牛乳ビンを、1本280円から300円に値上げしたが、1本から届けている配達料を含めた値段であり、決して楽な経営ではないだろう。また牛は搾乳を止めると乳房炎になるため、出荷できない乳を事故後の40カ月間は、畑に掘った穴にやむなく捨て続けるなどして苦労は多い。

1960年に健三さんが、1頭のホルスタインから酪農をスタートさせ、牛乳本来の風味と美味しさを自分の手で直接届けたいと願い、摂氏63~65度で約30分間ゆっくりと加熱殺菌する低温保持殺菌法を導入した。直接客に届ける経営スタイルを選び、徐々に規模を拡大しながら頭数を増やし、1987年に有限会社ささき牛乳を設立し、現在は息子さんが経営している。創業時から「美味しい、安全、手頃な価格」を掲げ、家族で飼養できる20頭前後の成牛と数頭の子牛を育てている。

支援の交流が活動源

佐々木健三さんたちが編集した『回顧と展望　青年団から農民運動へ』(Saga Design Seeds、2013年)の中で智子さんは、震災後の自らの気持ちについて以下のように書いている。

「2年前の大震災・原発事故、それによっていまだ避難されている15万人もの人たちの苦労は大変なものです。農村、農業者も生産基盤の土地が放射線で汚染され、つくれない、食べられないなど、生活するための収入源が危うくなっています。つくる意欲をなくした人も周りには少なくありません。そんな中で農民連は、賠償や生産や仲間づくりなど、農民を励ます活動をし、福島へ視察に来られた人たちには、思いのほか農民が元気に見えるようです。近くの3カ所の仮設住宅に自分でつくった野菜を届けたり、お茶会や集会へいっしょに参加したりと交流をしています。そのことが私の次の活動源になっています。1つ1つの積み重ねが次へ進む道しるべになります。放射能という人間が制御できない大きな壁が前に立ちはだかっていますが、一歩一歩知恵を出し合い共に歩むことで明るい展望がひらけることを確信しています」

避難者との交流が、智子さんの次への活動源になっているという。生協など協同組合が大切にする共助そのものである。

5　組合員による食品の放射線測定

地域で生きていく自信に

「どうも上手く安定しないなあ」

「それじゃあ、もう一度やり直してみますか」

2台の簡易ベクレルモニターを前にして、パソコンの画面に表示される数値を見ながらの会話である。2014年11月に福島医療生協本部のある建物の1階で、男女2人の組合員が食品の放射線を測定していた。計測器内を何度も清掃して数値がやっと安定し、いよいよ刻んだ食材をセットして測定を開始する。後は器械が自動的に計測してくれるので、その間はゆっくりすることができ、次に測定する食材を持ってきた組合員と会話したりしていた。

それにしてもパソコンを使うなどした細かい作業であり、計測にはさぞかし苦労しているのではと想像していたが、和やかな雰囲気の中で笑顔も見せているので私は驚いた。大変な作業なのに、どのようにしてやり甲斐を感じているのかたずねた。

「同じ組合員さんが家庭菜園でつくった野菜を持ってきて、測った結果が安全であれば、それは喜んでくれます。そんな姿をいくつも見ていると、苦労なんかはありません」

「いろいろな場所から野菜やきのこなどが届いて測定するので、どこの場所のどんな物が危険なのかわかってきました。測る前はとにかく全てが不安でしたので、この地域で生きていく自信にもなってきました」

ただ不安がっているだけでなく、自分たちで科学的に計測したデータに基づいて暮らしている。すごいレベルの組合員がここにいた。

組合員による食品放射能測定の取り組み

2014年3月に組織部の三浦真弥さん（30歳）が、組合員による食品放射能測定の取り組みについて以下のように報告した。

まずみなさんと共有したいのは、第1に私たちがしている食品放射能測定、第2に成果は食の点検と心の点検、第3に今後も食品測定を続けていく意義です。

福島医療生協で、食品の放射能測定をはじめて2年2カ月がたちました。当時は、空間線量や外部被ばくの心配もつかの間に、内部被ばくという言葉があっという間に広がり、食品を検査する体制も満足になく、食に対する不安は福島で生活する上で暮らしの不安そのものでした。

そこで簡易ベクレルモニターを使い、組合員自身による測定をすることにしました。測定の流れでは約30分の準備中に、器械を立ち上げて自然界の環境放射線の測定をします。準備ができると、次に食品を細かくして測定器にセットします。

その後にパソコンで計算して補正作業をし、最終結果を依頼者に返す説明や会話をします。

組合員による測定のスタートで、4回開催した講習会には延べ40人ほどの参加がありました。多くの時間を費やすことや、不慣れなパソコンとデリケートな操作でミスしたらと、いくつもの重圧がありました。

それでも組合員による測定が具体化し、「自分の目で確かめられたことが何より安心」「自分たち自身の勉強になる」「2回3回と食品を持ってきてくれる組合員がいる」などの声が出ました。

また食品の放射能測定を進めるにつれ、意外に放射能が検出されないことや、空間線量ではなく野菜の種類に大きく左右されることなどが少しずつわかり、安心して食べられる野菜もあることが大きな力になっていきました。

組合員と組合員が出会って話をする場になり、不安を吐き出す場や、情報や知識や考え方を交換する場となって、食品の放射能をテーマにしたお茶会等が開催されるようになり、積極的な意見交換がされました。

その上でチャレンジ編へと発展し、放射能を減らす実験で、水にさらす、茹でる、調理加工した食品を測定しました。そして最大9割減もの効果ありでは、食べようと判断して安心したし、逆に思うように放射能が減らず効果なしのケースでは、なぜ、どうして、次こそはとなり、食べないとか食べるのは少量にしようと話し合いました。

さらには福島の野菜を安心して食べてほしいし、安心して食べられるものがあることを知ってほしいと思い、重点野菜を決めて測ることにしました。そこでジャガイモとキュウリの測定を呼びかけ、2年間でさまざまな地域で収穫されたサンプル数は、延べ66個で不検出率94％となり、キュウリでは

100%でした。

地域にネットワークを持つ医療生協ならではのことです。

食品測定する組合員さんの声を聞きました。まずボランティアのきっかけは以下です。

「ほんの少し家庭菜園をしていたので、収穫した野菜を食べてもよいものか不安を持っていました。そこに声掛けがあり参加しました」

「自分たちが住む近くの場所で、気軽に食品測定ができたら良いなと思っていたので」

「ベクレルモニターの勉強会に出席し、そこで放射能への関心が強くなったのがボランティアのきっかけです。またチェルノブイリで牛乳を測っている場面をテレビで見て、自分で測定しようと思った」

次に測定してみての感想です。

「ほとんど放射能を吸収していない野菜のあることがわかり安心しました」

「家庭菜園でつくったものを気軽に測ることができ、安心して食べられる」

「案外、食品に含まれる放射線量の低いことがわかり喜んでもらえる」

「どの地域でどんなものが、放射線量は高いかなど目安としてわかる」

測定活動してみなさんに伝えたいことは以下です。

「本来は国や東電がきちんと測定しなければいけないが、彼らに任せるのは不安です。そのチェックを自分たちがするので、私たちの測定に意味がある」

「測定して不検出のNDだとほっとします。放射線量の高いものを食べないですみ安心します」

「心配ばかりしては身が持たないので、ある程度の開き直りも必要だと思います」

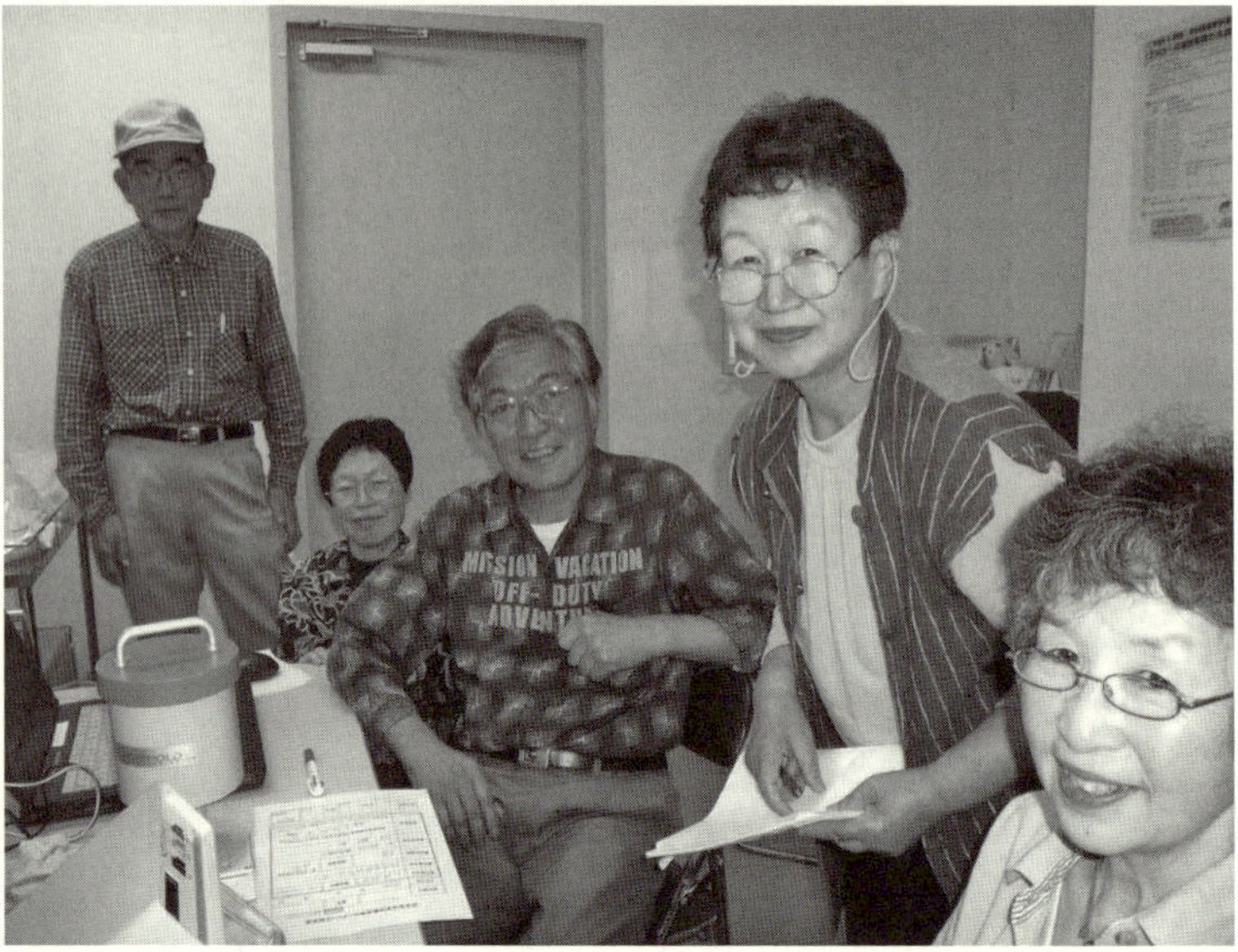

組合員による食品放射能測定

「いつまでこんな思いをするのかと考えると悲しくなりますし、原子力発電が再稼働することに納得できません」

「放射能は水に流れることを、自分たちで実証してみました。生活に活かすことができます」

「集まった人たちで、話し合って疑問があれば検証したりし、食品の安全性ばかりでなく、心の安全確認の積み重ねができ、食品測定をやって本当に良かった」

「土壌にはまだまだセシウムなどがあり、今後も測定を継続していく必要があります」

「放射能測定や講演会など、身近な不安や心配に寄り添ってくれた医療生協に感謝しています」

震災原発事故から2年過ぎた頃から、地元の農産物の測定依頼は急激に減っており、無作為に福島の農産物を測定すれば、おそらく8~9割がNDになるのではないでしょうか。

こうして測定の意義は、第1に地域の農産物の実態を明らかにし、内部被ばくを減らして組合員の健康と暮らしを守る、第2に風評被害をなくすため、福島に住む私たちがまず実態を理解し、その声を自分たちの言葉で広げていく、第3にパフォーマンスとして、私たちは放射能の不安と今なお闘っていることをしっかりアピールし、東電、国、自治体に責任と役割を果たさせます。

食品の測定は、福島の復興のために私たちができる地道な一歩一歩であり、福島を取り戻す運動そのものです。所有している6台のベクレルモニターのうち5台は、全国からの支援でいただいたものです。医療生協ってすごいと実感しました。

組合員による生協らしい素晴らしい実践である。

6　内部被ばく検査（ホールボディカウンター）

内部被ばくの検査をして

「これからホールボディカウンターを見てもらいます。実際に計測したいので、どなたか協力してもらえませんか」

計測を担当する男性から要請があった。見学者は10人ほどいたが、誰も手を挙げそうにない。

「はい、私がします」

時間がもったいないし、茨城県の中でも空間線量が高くて除染対象地域の取手市に暮らす私は、どの程度内部被ばくしているのか知りたかった。

「服に付着している放射性物質をカウントしないために、ここで下着だけになって、備えてある上下に着替えをしてください」

カーテンで仕切った小さな脱衣室に入ってパンツ1枚となり、備えてある作務衣のような薄いブルーの上下服に着替えた。

素足でスリッパをはいて出ると、ホールボディカウンターの前に案内された。

厚さが15cmほどの金属製の壁で造った大きな箱型で、スリッパを脱いで中に入る。箱を半分閉じるようにして検出器の入った柱が前にあり、それに向かって立つ。氏名、身長、体重を聞かれたのでそのままの姿勢で答え、わずか2分で計測を終えた。

脱衣室に戻って私服に着替えて出ると、すでに計測値が印刷されていた。Analysis Report（分析報告書）と書いた用紙は3ページあり、どれも英文である。この機器では、カリウム40、コバルト60、ヨウ素131、セシウム134とセシウム137を計測でき、私の表にはカリウム40の数値が印刷してあった。

「カリウム40は出ていますが、これは原発事故による影響でなく、食べ物に含まれる天然カリウムの影響ですから心配することはありませんね」

原発事故の影響はないとのことで一安心であった。日常的に食べる米や肉などには天然カリウムが含まれ、その中には0・0117％のカリウム40が入っていて、大人の食事で1日に50Bq程度になる。

過度に恐れず、事態を軽視せず

2014年11月末に地産地消ふくしまネットが主催し、日本生協連が協力して「福島支援交流会〜福島の食と農・くらしの再生に向けて〜」が福島市内であり、27生協24団体から169人が参加した。なお地産地消ふくしまネットとは、JA福島中央会・福島県漁連・福島県森連・福島県生協連の4つの協同組合が連携し、2008年に発足した地産地消運動促進ふくしま協同組合協議会の略称で、消費者・生産者・生活者・事業者の協同組合が集まって、健康で明るく持続可能な地域社会をつくることが目的である。

集会の初日は、基調講演で「福島の食と農の再生に向けた取り組み」報告では、農業で「本県農畜産物の安全・安心確保対策の取り組み」、漁業で「浪江町の新しい水産業デザイン実現化事業」、林業で「地産地消・林業再生・雇用創出・持続可能——グッドデザイン賞の木造仮設住宅」があり、その後に生協の報告、支援者報告、グループ交流へと続いた。

翌日は、農地視察と生協の支援の2コースにわかれ、後者の一行が福島医療生協を訪ねホールボディカウンターの見学などをしたので、私はその場に合流させてもらった。

交流会の場で福島医療生協の職員から、ホールボディカウンターについて以下の説明があった。

「ホールボディカウンターとは、体内に放射性物質が入っているかどうか確認するための装置で、内部被ばく検査に使用します。ここではガンマ線を発する放射性物質の量が見え、測定当日の体内における放射能量を知ることができます。なお内部被ばくの経路は、放射性物質を含んだ水や野菜や肉や魚介類などを飲食によって口から取り込んだり、大気中の放射性物質を呼吸とともに取り込むこともあれば、皮膚からの吸収や傷口から入ることもあります。

体に入った放射性物質は、核種によってダメージを与える場所が異なり、たとえばヨウ素は甲状腺がんに、セシウムはほぼ全身ですが、特に女性では乳がんや子宮がんに、またストロンチウムは骨にたまって白血病などになる危険性があります」

その後にホールボディカウンターの構造などに触れ、最後に「過度に恐れず、事態を軽視せず」と強調して締めくくった。計測もせずに放射能をむやみに心配することなく、かといって関心をまったく持たないことも問題があると戒めている。

新陳代謝を重視して

同じものを食べているある夫婦は、内部被ばく検査を受けた結果、毎日畑で過ごし大量の汗をかく夫は検出限界値以下のNDとなり、一方で家の中で静かに過ごす妻はわずかだが基準値を超えた。妻は医師から、水をまめに飲んで排泄するようアドバイスされ実行したところ、3カ月後の再検査でNDになった。リスクの高い畑仕事をする人が内部被ばくが低かったのは、畑仕事で汗をかけば当然水を飲むので、汗と尿によって放射性物質も排泄されたようで、新陳代謝を高めることが効果的である。こうしてみると、外部被ばくが心配だからと家で静かに過ごすより、外遊びやウォーキングで汗をかき水分を補給して排泄する方が、内部被ばく対策になることもある。

南相馬市のある医師によれば、ホールボディカウンターで測定した結果を見ると、水道水を飲んでいる人とペットボトルの水を購入して飲んでいる人や、魚や肉をよく食べている人とあまり食べない人とか、野菜をスーパーで購入するとき産地を選ぶ人と選ばない人との違いについて調べると、「違いがあるとは言えない」との見解であった。

ホールボディカウンターで内部被ばくを正確に測定し、その結果に応じて日常生活における対応を考えることが大切のようだ。

第4章

いのち輝く明日めざし

――きらり健康生活協同組合

1　忘れない・語り継ぐ・これからも

マスコミに流れない被災地の様子

「福島への復興支援では、たくさんのさまざまな寄り添いを、本当にありがとうございます。特にろっこう医療生協の皆様には、子どもの保養で神戸まで誘っていただき、福島ではできなかったプール遊びを、２０１１年の夏に22名の子どもたちはすることができました。その一行を引率して私も神戸に行きました。そのときプールへ入る前に雨が降りだし、どうしようかと迷っていたときのことです。『プールに入ってどうせ水に濡れるから遊ぼう』となって、プールへ行ったとき小学1年生の子どもが、『この雨にうたれても大丈夫なの？』と口から出た一言が忘れられません。福島に住む子どもたちは、そこまで放射能に怯えて不安と共に暮らしていたのです。

事故を起こした原発から、直線で62㎞の福島市で私たちは暮らしています。あの日からもうすぐ4年が経ちますが、マスコミに流れない現地の様子がいくつもあります。震災前にはなかった風景では、白い円筒形のモニタリングポストが、市内の公園などに設置されて空間の放射線量を測定しています。そして個々人が、空間の放射線簡易測量計で確認したり、食品放射能測定をおこなっています。

街の中では、『除染作業中』の看板が各地に立ててあり、除染した後のゴミは各家庭の庭などに保管しています」

舞台の大きなスクリーンには、「除染作業中」の看板や、家庭の一角に保管してある除染物質などがカラーで写し出され、会場にいる５００人の観客がじっと見ていた。

２０１５年1月17日の午後に、「阪神淡路大震災20年の集い〜忘れない・語り継ぐ・これからも〜」の集会が、神戸市立灘区民ホールであった。ろっこう医療生協が主催し、兵庫県・神戸市・神戸市教育委員会・神戸新聞社が後援した。その場において、「阪神淡路大震災20年の集いによせて」のタイトルで、福島市のきらり健康生協常務理事の橋本一弘さん（46歳）が、パワーポイントの映像を使って報告をしていた。

「春になると福島市内にある信夫山のふもとで、桜の花見において有名な場所の横に仮設住宅があり、仮設と桜の間にある空き地には、除染のときに出たゴミを入れた黒いフレコンバッグが多数積み上げられています」

スクリーンには、満開の桜の花と仮設住宅と黒いフレコンバッグの写真が映った。除染した物質は危険なため、大量に貯蔵するのであれば民家や人の往来する場を避けるのが一般的である。ところがここは、避難者が暮らす仮設住宅の側で、また春になると花見で多くの人々が楽しむために集まる場所である。いったい人々の健康をどのように考え、除染したゴミを入れた大量のフレコンバッグをここに置いているのだろうか。信じられない異様な風景であった。

「次は、福島駅前にある除染情報プラザです。除染の情報や家庭での除染の仕方もあれば、放射能についての知識の普及などもしています」

除染情報プラザは、福島県と環境省が除染や放射線に関する最新の情報を提供している施設である。

町村別の除染の進行状況や、家屋における除染方法などについての写真が出て、これも福島以外では見ることのできない風景であった。

「ＪＲ富岡駅周囲の風景は、この4年間で変化はなく、壁に掛けた時計の針が地震のあった時間をさしたまま止まっています。震災前は、駅と海岸の間には多数の民家があって海が見えませんでしたが、震災の後は津波で民家が流され、駅から海が一望できました。ところが２０１４年12月に行ったときは、まったく海が見えなくなっていました。原因は大量のフレコンバッグを積み上げていたからです」

スクリーンには、２０１３年と２０１４年のＪＲ富岡駅から海を望んだ写真が映し出された。２０１３年の写真は、陸の向こうに青い海が広がっているが、２０１４年のそれには海がなく黒い堤が画面を横切り、その黒い部分を拡大してフレコンバッグの積み上げている様子のわかる写真もあった。一見すれば、まるで新しい防潮堤のようでもあった。

「これはコンビニ店の内部で、震災直後には何匹ものネズミが食品を食べていました。今は食べ物がなくなったのでネズミもいなくて、床はネズミの糞だらけになっています」

コンビニ店は全国のどこにもあって私もよく利用するが、ネズミの糞が床に散乱する店は見たことがない。

こうした震災後の福島の風景は、マスコミに流れない現地の様子であった。あたかも原発事故が収束し、被災地の住民が元の暮らしを取り戻していると想像している人たちにとっては、にわかに信じられない風景でもあった。しかし、橋本さんの報告が福島の現実である。

「震災の日からもうすぐ4年経ち、何を学びどのように変わるのでしょうか。この間に新しい県知事や市町村長を選んだ私たちは、これまでの首長を否定するだけだったのでしょうか。

阪神淡路大震災から20年までの経験では、被災者のケア、コミュニティづくり、まちづくりの大切さを学びました。そして福島の健康調査・健康診断からは、被ばくから5年目の恐怖や生活習慣の変容が心配です」

阪神淡路大震災から、住民本位の復興を進めるため多くの取り組みがあり、そこから人々はたくさん学んできた。その流れの中に福島での復興の歩みもある。

「復旧も復興も、いのち輝く明日のためにあるべきです。私たちきらり健康生協の理念は、いのち輝く明日のために、健康づくり、仲間づくり、まちづくり、みんなでつくるみんなの安心です。

私たちの一人ひとりが、できることをすべきです。

まずは忘れません。被災者の存在を、支えあうという気持ちを、原発の存在を、いのちと健康を脅かすものが、すぐそばにあることを。

そして忘れないでください。原発と放射能の問題は、何も収束していないことを。福島の状況にも注目し続けることを。そこにある悪夢のエネルギーを。こうしたことは、何よりも子どもたちの未来のために」

15分ほどの短時間ではあったが、橋本さんの復興に寄せる熱い思いが伝わってきた。

「阪神淡路大震災20年の集い」

「阪神淡路大震災からもうすぐ20年。ときは移ろい、まちの風景は変わってもあの時を忘れることはできません。節目の今、みんなで集い、さまざまな想いを心に刻みませんか」との呼びかけで、阪神淡路大震災20年の集いが開催となった。

会場の1階ロビーには、アトリエ太陽の子たちが描いたたくさんの笑顔の絵画や、ろっこう医療生協の震災当時の様子などの展示があった。

5階ホールでの集会は、定刻の2時にコーラスサークル虹の会による合唱で開会となり、黙とうの後で実行委員長から以下のあいさつがあった。

「長い長い20年でした。しかし、同時にあっという間の20年でもありました。おおげさでなく、たくさんの汗と涙を流してここまで歩んできたというのが、おそらく共通の気持ちではないでしょうか。この来し方をしっかりと見つめ直して、そしてまた明日からの歩みを続けたい。その力を蓄えるため本日の集いを企画開催いたしました」

続いて「阪神淡路大震災を想う」のタイトルで、１９９５年1月17日から今日までの様子がスライドで上映された。

次に「語り継ぎたいこと」として、震災を体験した3人の女性が壇上に立った。

最初の方からは、被災者が仮設住宅から出るために、自治体や住宅供給公社が公団住宅や民間から借用した借り上げ住宅について、入居時に十分な説明はなかったが、20年が期限であるので退去せ

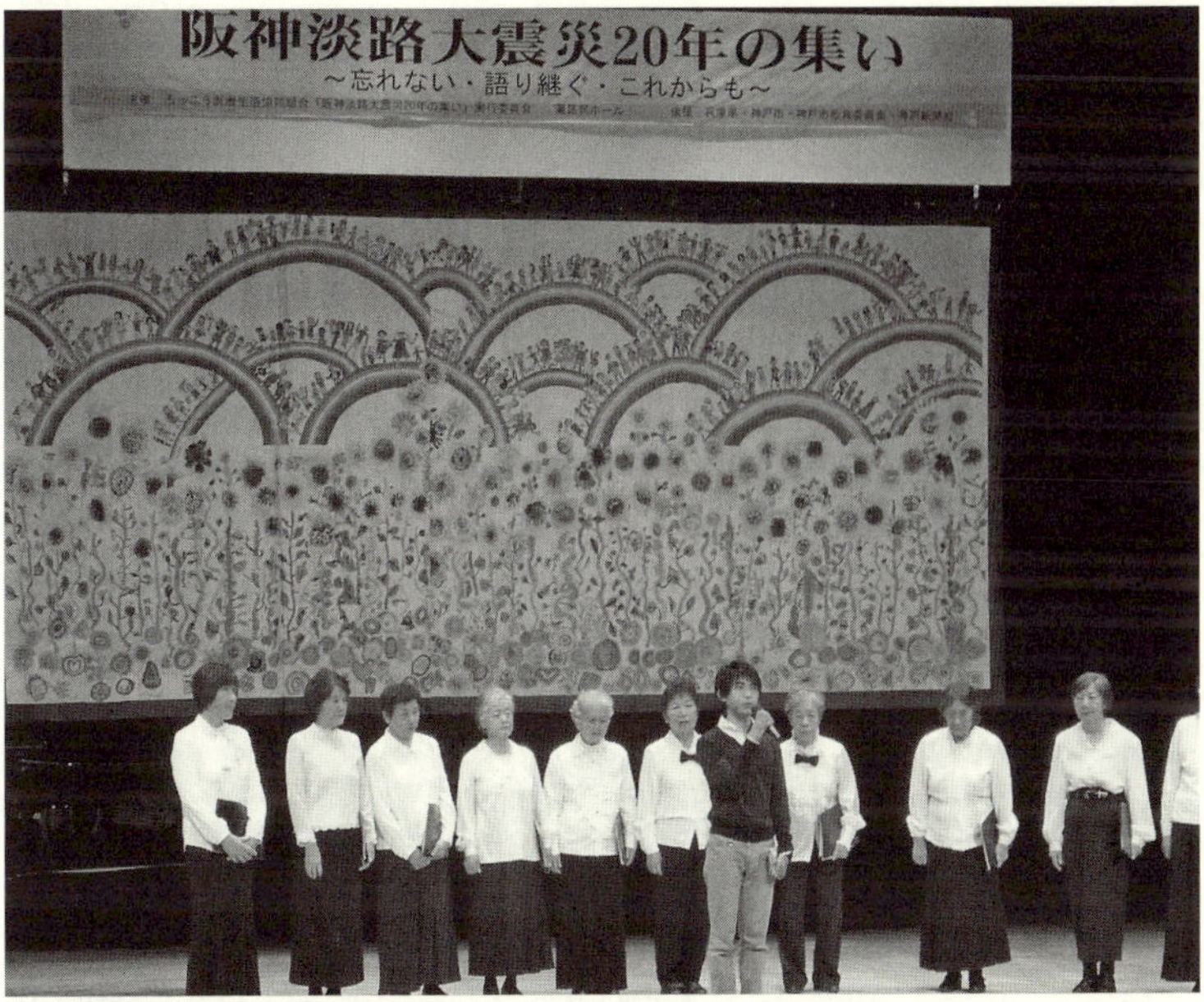

「阪神淡路大震災 20 年の集い〜忘れない・語り継ぐ・これからも〜」

よとの知らせを受け困っている報告があった。今でも7300戸の借り上げ住宅があり、その大半は高齢者でかなりの精神的ダメージを受けている。

3人目の横野征子さんは、自作の詩「忘れないでください」をゆっくり朗読した。大震災の中でのいくつものドラマに触れ、終わりで詩は、「忘れないでください　大きな地震があったことを　語り合い　いたわり合い　助け合って生きた証を」と強調している。なおこの詩は、2011年1月に開催となった震災メモリアルコンサートの公募に入選し、女優の竹下景子さんが何度も目頭を押さえながら心を込めて朗読し感動を広げた詩である。

休憩の後は、「届ける」をテーマにしたモダンダンスがあり、それに続いて「東北からの報告」として、岩手県の三陸鉄道と福島県のきらり健康生協からの話があった。

プログラム最後の「私たちの決意」は、副実行委員長で神戸大学学生震災救援隊の若者がマイクを握った。

フィナーレは、舞台のコーラスサークル虹といっしょに、参加者全員が『しあわせ運べるように』（作詞・作曲　臼井真）の大合唱となった。「亡くなった方々のぶんも　毎日を大切に生きてゆこう」と呼び掛けた、阪神淡路大震災をテーマにした復興ソングだが、歌詞の神戸を「ふるさと」に替え、東北の被災地を含めて全国各地で歌われている。なおこの素晴らしい曲は、被災者でもある臼井さんの著書『ＣＤブック　しあわせ運べるように』（アスコム、２０１１年）によると、「歌詞は体の奥からわき上がり、メロディは天から舞い降りてきて、ものの10分でできあがった」とのことである。震災に負けず復興しようと願う臼井さんの情熱が、短時間に見事な結晶となって今も輝いている。

舞台のバックには、アトリエ太陽の子が描いたいくつものヒマワリと虹が飾られ、会場の熱気は最高潮に達した。

2　きらり健康生協の概要

きらり健康生協の名前の由来

１９８２年１月に創立した福島中央市民医療生協が、２０１３年９月１日付で「きらり健康生活協同組合」に名称変更をした。きらりには、閉塞感が漂う現代社会においても、一人ひとりがその人らしく輝いた暮らしをできる社会を目指す意味を込めている。

この名称は組合員の公募によるもので、発案者は以下のコメントを寄せている。

「生協の理念にある『いのち輝く』を音として表現し、さらには一人ひとりのきらりと輝く個性、その人らしさを表現しました。年齢・性別・思想・信条にかかわらず、美女も野獣も一人の人として認めあえる地域社会を目指して、歩み続けていただければと期待しています」

また医療生協から健康生協に変わったのは、震災後に健康へ対する不安や意識が福島で強くなり、保健医療に携わる生協として健康を今以上に強く考える願いを込めている。

きらり健康生協の今

きらり健康生協における２０１４年３月末現在の概要は以下である。

組合員数：２万９０７人

事業所数:医療系4、介護系17、21事業所、診療所4、老健1、デイケア3、デイサービス2、訪問看護2、ホームヘルプ2、グループホーム1、小規模多機能1、居宅4、地域包括1

職員数:正職員等（フルタイム）311人、非常勤（パート）133人、計444人

避難所支援

きらり健康生協では、震災直後の2011年に下記の支援活動を展開した。

入浴支援:3/28～4/19　延べ41人が入浴支援と水を届けた。

医療支援:3/20～4/8　延べ19人が避難所の診察、聞き役、健康相談、血圧測定をした。

炊き出し:3/28～4/19　延べ60人が昼食の副菜をつくった。

歯科支援:3/23～4/11　延べ16人が嚥下、内視鏡の実施、口腔ケア、健康相談をした。

物資支援2回、延べ7人で相馬市へ支援物資を届けた。

脱原発運動への参加

原発事故は大きな人災であり、きらり健康生協では原発の被害を根本からなくすためにも、生協の枠内にとらわれることなく脱原発の運動へ積極的に参加している。

2011年9月19日の、東京都の明治公園における「さようなら原発1000万人アクション」主催の「さよなら原発5万人集会」に、バス2台で97人が参加した。福島県からは約500人が結集し、見えざる放射能の脅威と福島に生きる人々の不安を伝え、参加した6万人といっしょになって脱原発

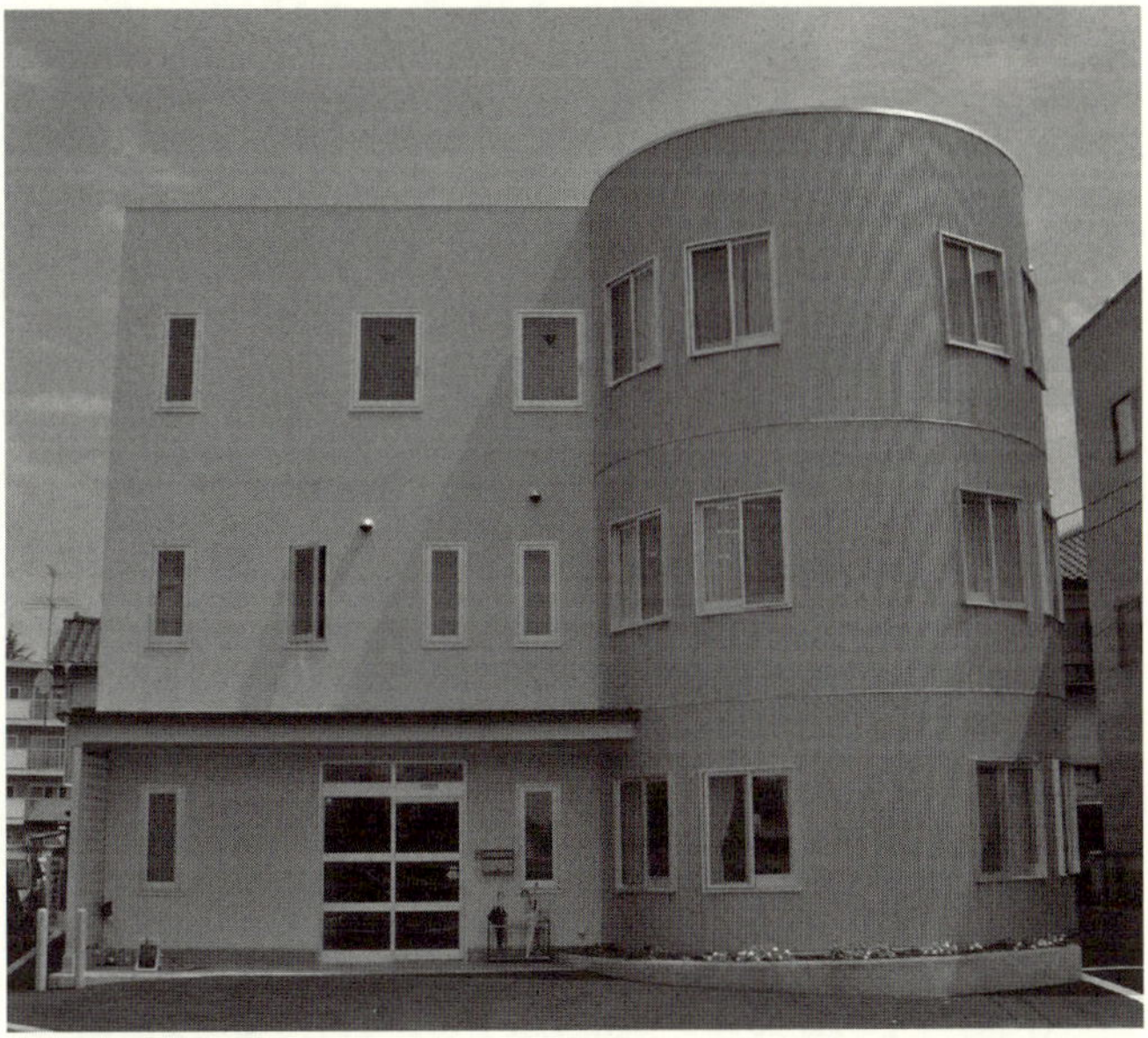

きらり健康生協本部

を声高に訴えてきた。

２０１２年３月11日には、「原発いらない！　３・11福島県民大集会 in 郡山」が開催となり、きらり健康生協から２２７名が参加した。全国から集まった１万６０００人とともに、市内を行進し「原発はいらない！」の声をくり返した。

２０１２年３月24日に、東京の日比谷野外音楽堂の「さようなら原発１０００万人アクション」には、６名が参加した。きらり健康生協では、この時までに全国で１０００万目標の「安心して住める『福島』を取り戻すための署名」に取り組み、１万筆の目標に対し１万７０７筆を集めていた。なおこの署名は、下記の５項目を掲げ脱原発を訴えている。
１　東京電力福島第一原発の事故を早

く収束させ、第一・第二原発ともに廃炉にする。
2　全県民の内部被ばくの検査と無料健診をおこなう。
3　食品の検査体制の充実を図り、食の安全を守る。
4　正確な汚染状況を調査し、正しい情報公開をおこなうとともに除染を進める。
5　原発事故により被ったすべての損害を補償する。
2012年7月16日、東京の代々木公園の「7・16さようなら原発10万人集会」に、86人が参加した。

2012年7月28日、福島県教育会館で開催した原水禁福島大会へ参加した。

2013年3月10日、福島県教育会館の「脱原発！　福島復興市民大集会」に、214人が参加した。放射能汚染によるさまざまな被害や不安を再確認し、「もう原発はいらない」「きれいな福島を取り戻す」という多くの思いを共有した。集会後のパレードでは、参加した約700人の先頭にきらり健康生協のグループが立った。

2013年3月23日、福島県営あづま総合体育館の「原発のない福島を！　県民大集会」には、バス7台で300人が参加した。全国から約7000人が集まり、さまざまな立場から脱原発を訴えた。

2014年3月8日、福島県教育会館を福島県北・東北地区の会場とし、「原発のない福島を！　県民大集会」がおこなわれ、きらり健康生協から216人が参加した。この会場だけで1500人が集まり、これに郡山といわきの2会場分を加えると5300人にもなった。参加した作家の大江健三郎さんは、「現政権は、原発は安全と再稼働を進めているが、次に事故が起これば次世代に安全な環境を残せない。人間は原発と共存できない。それを福島の人たちは知っている」と触れた。

3　フクシマを核時代の終わりの始まりに

振津《ふりつ》かつみ医師に会って

きらり健康生協本部で、福地専務同席で医師の振津かつみさん（55歳）に会った。1人1時間枠で2011年12月から、無料の健康相談を担当している医師である。

振津さんは、原爆被爆者の健康管理、チェルノブイリ原発事故被災者への支援活動、また世界の核被害者＝ヒバクシャと連帯した活動などを通じて、放射線の健康影響について学んできた。1991年にチェルノブイリ・ヒバクシャ救援関西を設立し、ベラルーシの汚染地域を毎年訪問するなど、こうした活動が高く評価され2012年「核のない未来賞」を受けた。

フクシマを核時代の終わりの始まりに

2012年7月に仙台のある大学の公開講座で、「フクシマを核時代の終わりの始まりに――子どもたちに核汚染のない『安全な地球』を残すために、今、何ができるか、何をなすべきか」のテーマで、振津さんは以下のように話した。

私は臨床医として病院で15年ほど働き、今は兵庫医科大学の遺伝学教室に所属しています。私が遺伝学を専攻するようになったのは、放射線の次世代への影響を勉強したかったからです。

原発下請け労働者の被ばく

放射能や核の問題を考えることになったのは、医科大学で勉強していた時です。原発所の中で働いている人たちを描いた本『原発ジプシー』を読みました。外から見てもわからないですが原発は、中で働いている多くの人が電力会社の正社員ではなく、下請け、孫受け、ひ孫受けという協力会社の人たちです。そのような下請企業の労働者が、非常に悪条件で働かされ、たくさん被ばくをし、体調が悪くなっても補償されることもなく解雇され、闇から闇へ葬られていくのです。その実態を知ったとき、私は大きなショックを受けました。私自身は医者になって人々の健康をあずかる仕事がしたいと思い勉強していましたが、どんな高度な医療や特効薬を開発して病院でじっと待っていても、社会のどこか片隅で病気になる人がつくられていく構造があることを知ったのです。今から考えれば決して原発だけではなく、社会のさまざまな場面で同じことが起こっていますが、原発は今の社会構造の1つの象徴的な問題です。原発下請け労働者のことを知り、「自分はこんなことをしていていいのだろうか」「このようなシステムそのものを変えないといけないのではないか」と思いはじめたのです。

ウラン採掘による先住民の被ばく

私は、原発の燃料のウランはどこから来るのか調べました。日本でも1950年代の終わりから1980年代まで、岡山県と鳥取県の境にある人形峠でウランを掘っていたことがあります。現在、日本の原発の燃料に使用しているウランは、すべて海外で採掘され、アメリカ、カナダ、オーストラリア、カザフスタンなどの、先住民が住んでいる所で多くは掘られています。

ウラン鉱山の労働者だけでなく、家族も被ばくします。初期の頃は危険性も知らされず、マスクもせずほとんど裸の状態で、坑道の中でラドンやウランの粉塵をいっぱい吸い込んで働いていました。衣服に放射性物質をつけたまま家に帰り、子どもを抱き、家族といっしょに食事をし、汚れた服を妻が家族の衣類といっしょに洗濯していました。鉱山から流れてくる水が生活用水になり、また危険性が知らされていなかったので、ウラン残土を使って家を造った人もいました。ウランを掘り出してその周辺全体が汚染され、働いている人だけでなく家族全員も被ばくし、そのような状況が何十年も続いてきました。アメリカはウランを使って、広島と長崎に落とした原爆を開発し、その後も核兵器をたくさんつくり、未だに数多く持っています。そして日本の原発では、アメリカなどから核燃料を輸入しているのですから、世界の先住民を被ばくさせながら掘ったウランを使っているのです。オーストラリアの先住民のアボリジニが住んでいる、世界遺産にもなっている非常に美しい所などでも、日本の企業がウラン鉱山を開こうとしています。

原発は事故を起こさなくても、動かしている限りウラン採掘から始まり、原発、核兵器製造、廃棄物処理があります。この一連のシステムの中で環境が放射能で汚染され、働く人たちの健康が犯され、しかも社会的に差別され抑圧され、一番底辺に追いやられている人たちへ被害が押しつけられる構造の上に成り立っています。

被ばくによる健康影響

放射線の健康影響には、急性症状と晩発性障害の2種類があります。急性症状は、広島や長崎に落とされた原爆のように、ピカッと光った一瞬に放射線を浴び、高い線量を短期間に受けると出る症状です。例えば髪の毛が抜け、鼻血が出たり口内炎ができ、下痢をする症状です。福島でも避難指示が出た最も高濃度の汚染地域にずっと留まっていたら、何らかの急性症状が出たかもしれません。避難区域外の汚染レベルの所で暮らしている人々に、直ちに放射線による健康影響が出るかというと、急性症状は出ない被ばくレベルだと思います。ただ、そこで毎日少しずつ被ばくすることは、将来的にさまざまな健康リスクにつながる可能性があります。これがガんや白血病、その他の病気といった晩発性障害です。

晩発性障害について、広島や長崎の原爆被ばく者のデータからわかっていることは、どんなに低線量の被ばくであっても、その線量に応じた割合でがんや白血病にかかる可能性があることです。放射線影響研究所の論文で、がんや白血病の死亡リスクについて、はっきりと「しきい値がない」と書いてあります。しきい値とは、ある線量の被ばくをしたらそこから影響が現れる被ばく量のことです。ですから広島と長崎の経験に基づけば、福島事故による汚染地域に住んでいる400万人が、そこで暮らすのであれば何もせず無防備でいいわけはありません。放射能が溜まって線量が高くなっているところは除染が必要ですし、場合によっては子どもたちの外での活動の制限も必要かもしれません。1年のうち何カ月かは、汚染地域の外で過ごす保養やキャンプも必要です。

事故後の福島

私は福島や宮城の汚染地域にも行き、健康相談や放射線測定をしています。アメリカ軍が空から放射線を測った汚染地図の一部が新聞に載り、「これはチェルノブイリと同じだ」と確信しました。それにもかかわらず風下の飯舘村では、避難をするしないとぐずぐずし、長崎から来た医師や専門家が、住民に「心配しなくて大丈夫ですよ」「子どもたちを外で遊ばせてもいいですよ」と言っていたそうです。そういう中で私は、「現地の人のために本当のことを言わなければいけない。迷っている場合ではない」と思い、「とにかく汚染の高いところからは避難してもらわなければ」と願って、震災翌月の4月中旬に福島へ行きました。東京から新幹線に乗って北へ向かいながら、ずっと線量計を眺めていると、郡山辺りで列車の中でも毎時1μSvを超え出しました。私は20年間チェルノブイリの汚染地域に行っていますが、この数年間、人が住んでいるところで毎時1μSvを超えることは見たことがなかったので、本当に大変なことが起こっていると思いました。

さらにショックだったのは、福島駅の駅前で計測すると、チェルノブイリでは今でも人が住んでいない場所と同じ毎時1・8μSvだったのに、市民がふつうに生活していることでした。

『子どもたちのいのちと未来のために学ぼう　放射能の危険と人権』（明石書店、２０１２年）をつくりました。事故の後、10月になって文部科学省が、「全国の学校でも放射能のことを教えなければいけない」と副読本をつくり、「１００ｍSvまでの被ばくでは明らかな健康影響の証拠はありません」とか、「デマ宣伝に惑わされずに行政や先生方の話をよく聞いて行動しましょう」と書いてあります。

緊急時迅速放射能影響予測ネットワークシステム（ＳＰＥＥＤＩ）のデータについて、政府も県も情報を知っていたのに、なぜ住民には知らせなかったのか問題になっています。このような事実があったのに、それを覆い隠して子どもたちに放射能の危険性を教えられるでしょうか。

何が正しい情報か？　自分で考え判断できるようになること

何が正しくて何が偽りなのかを、きちんと自分で判断できないといけません。情報は、何が正しくて何が正しくないか注意しなければなりません。わからなければいろいろな人に聞いてみるのもいいでしょう。でも人の話を鵜呑みにせず、自分でも調べたりしながら、冷静に判断することが重要です。福島での健康相談の際に、「障がいを持った子どもが生まれるのではないか」と、悩んでいる若い方や夫婦の相談を受けることがあります。「被ばくをしたら障がいの子どもが生まれる」ことが、１つのイメージとしてあるようです。放射線の遺伝的影響を研究している私から言うと、マウスなど哺乳類の動物実験では被ばくの遺伝的影響が証明されていますので、人間でも遺伝的影響がゼロとは言えません。一方で、原爆被ばく者の二世や三世の調査では、未だに遺伝的な健康影響があることは証明できていません。調査の仕方が悪いこともあるかと思いますが、実際の人間社会では、あの人もこの人も病気になると目立って見えるほどの頻度で、被ばくによる遺伝的影響が出ないことも事実です。

国の責任で被災者の健康を守る

原発事故で多くの人々が被ばくさせられてしまったことは、事実として受け止めなければなりません。ただ被ばくしても、誰もががんなどの病気になるわけではありません。被ばくによる晩発性障害は確率的影響と言われますが、例えば1mSvを1万人の人が被ばくすると、そのうち1人が生涯のうちにがんや白血病になる1つの目安があります。これは、原爆被爆者のデータからわかっていることです。晩発性障害にはがんや白血病の他にもさまざまな病気があり、被ばく線量に応じて、病気にかかるリスクが上がります。ですから被ばくしても全員が病気になるわけではありませんが、リスクが上がる地域では、被ばく防護や健康管理をきちんとし、健康診断を定期的にして早めに病気を見つけて治療する体制が必要です。そして事故を起こした責任を国や東電が認め、国の責任できちんとした健康管理と医療の体制をつくることです。さらに、このようなことを二度とくり返してはならず、原発はやめ原発に頼らないエネルギーをつくっていくことが重要です。

放射能汚染は長期にわたり、残念ながら私たちが生きている間に、解決のつかないことが起こっています。セシウム137が半分になるのに30年、4分の1になるのに60年で、90年経ってやっと8分の1になります。私たちは、次の世代に放射能汚染という負の遺産をつくってしまったのです。若い人たちには本当に申し訳ないですが、原発重大事故を止められなかった私たちの世代の責任として、福島の事故で本当に核被害は最後にしないと、次の世代に安全な地球を譲り渡すことができません。そのためにどうしたらいいか、いっしょに考えていきたいものです。

◇◇◇◇◇◇◇◇◇◇◇◇◇◇◇◇◇◇◇◇◇◇◇◇◇◇◇◇◇

振津さんは、全ての大人が考えなくてはならない大切なことを話している。

4　ひまわりプロジェクト

ひまわりプロジェクトとは

きらり健康生協は２０１１年７月に、原発事故によって生じた放射能問題に対する基本的な考え方を次のようにまとめた。

「私たち福島県民の共通の願いは、今の福島県民全員がこの福島県で今までどおり安心して暮らしたいということです。福島中央市民医療生協（現：きらり健康生協）は、福島県民がこれから先も、私たちが愛してきた福島県に住み続けることを追求します。それが私たちの基本的な立場です」

そこで放射能の最大防護に向けた取り組みを「ひまわりプロジェクト」と呼び、①線量マップづくり、②除染活動、③自治体訪問、④内部被ばく対策、⑤セシウム１３７やストロンチウム90を減らす取り組み、⑥親と子のストレスへの対応、⑦情報発信および学習活動、その他のテーマで活動している。

各取り組みについて、きらり健康生協の内部の文書では以下のように紹介している。

線量計、線量測定

目に見えるわけでもなく、臭いや色があるわけでもなく、それらがどれだけ存在しているかを知るには線量計に頼るしかない。毎日、新聞やテレビで線量の値は見ていたものの、ホットスポットの存在を知るためにも自分たちで測るしかない。日本医療福祉生協連から30台近い線量計の寄贈があり、多くの組合員に貸し出すことができた。自宅周辺や子どもたちがよく集まる場所などを中心に測定した。また支部では運営委員を中心に、より自分たちの生活圏内での正確な数値を知るため、線量マップがつくられた。支部で作成した線量マップは、診療所や地元の学習センターに掲示したり、健康まつりの中でマップを使いながら報告会をおこなうなど、多くの方に現状を知ってもらった。

空間線量の値はピーク時より下がったものの、原発事故が起こる前の値には程遠い。除染や処分場の問題が進んでいない今の段階では、これ以上下がることは正直期待できない。しかし、この現状を少しでも前進させるため被害の当事者が、今の福島の現状を国や政府、そして世界に向けしっかり発信していくことが重要である。

組合員学習会

２０１１年5月には「放射線に関する正しい知識」のテーマで、東京の中央医療技術専門学校の講師を招き、福島県青少年会館で約２００名が参加して学習会を開催した。

原発事故後にはじめての組合員学習会で、情報を小出しにする国や東電に対しての不信感が最高潮に達していた頃でもあり、シーベルトやベクレルなどの専門用語にとまどいながらも、会場に入りきれないほどの組合員が集まり、講師の話に耳を傾けた。

２０１１年8月には「内部被ばくと原発に関する学習会」として、福島市と伊達市の2カ所で、「内部被ばくのしくみと生活防衛」をテーマに琉球大学の矢ヶ崎克馬名誉教授と、「東京電力福島第一原子力発電所の実態とこれからの脱原発運動」として、双葉地方原発反対同盟の石丸小四郎代表を講師に、延べ約420名が学んだ。

1つは内部被ばくで、食べ物などに含まれている放射性物質による影響が大きな不安材料となっていた。決して安心感を与える話ではなかったが、少しでも不安を取り除き、今後も福島に住み続けるために医療生協がやるべきことなど、貴重な提言がいくつもあった。

2つ目のテーマは脱原発で、原発の実態やこれからの脱原発運動についての話があり、最後に「垣根を越えてオール福島で声を上げていきましょう」と結んだ。

ひまわり畑

福島の原発事故以来、放射能で汚染された土地に菜の花やひまわりを植えた話が飛び交うようになった。半信半疑でさまざまな文献やひまわりによる実験の話などを耳にする中で、藁《わら》をもすがる思いで日本医療福祉生協連へひまわりの種を依頼した。

全国の医療生協からたくさんのひまわりの種を送っていただき、小分けに袋詰めして各事業所へ置き、希望する組合員へ渡した。一方、本当にひまわりで放射性物質が除去できるのか実験もした。

総代会や支部運営委員会などで協力を呼びかけ、組合員と職員の協同で取り組み、福島市南西部の山あいにある約300坪の土地に植えた。植える前の畑の線量は、毎時約0・98〜1・05μSvであった。6月下旬に発芽、間引きの作業、そして約2カ月後の8月下旬に約1500本のひまわりが満開となった。その1カ月後には、枯れたひまわりを根こそぎ抜き取り袋にまとめた。刈り取り後の畑の放射線量は、毎時0・6～0・7μSvと、決して期待していたほどの結果は出なかった。

しかし、今なお放射能問題が続いていることや、ひまわりのごとく福島が再び力強く復興する強い思いを訴え続けるため、これからもひまわりを植える活動を継続していく。

食品放射能測定

2011年9月に生協内へ環境放射能情報チームをつくり、知りたい情報を吟味し、裏づけをとって正しい情報をわかりやすく発信していくことにした。国や自治体の対応を待っているだけでは、何もはじまらないし変わらない。放射能という見えない脅威に対し、冷静に粘り強く対処し、被害を受けた私たちが声を上げ行動していくしかない。

その1つが食品放射能測定で、1台約300万円のドイツ製の測定器を生協で購入し、2011年12月より開始した。合わせて機関紙「いのちの炎」で、放射能と食べ物・飲み物の記事を連載し、正しい情報を提供した。購入に向け目標300万円の増資を呼びかけ、多くの組合員の増資や新規加入者の協力で、予想より早く目標達成し生協に対する期待の大きさと責任を感じた。

12月は週2回の測定日で、1月以降は月～土曜日まで毎日測定を実施した。予約は殺到し、状況を話して1カ月近く待ってもらった方は少なくない。徐々に自治体の測定環境が整い混雑は解消されているが、測定希望が途絶えることはない。

2011年12月から2012年8月末までに、約2200検体で約520品目を測定し、結果は機関紙を通して組合員に知らせた。

また、「大根の部位別で放射能に違いがあるのか？」や、「玄米と精米の違い」「ちまきをつくった時の笹やゆで汁、お米の放射能の変化」「梅を酢漬けにした時の変化」など、実験をして結果や変化についても知らせ参考にしてもらっている。

測定された方のつぶやき帳から、市民の怒りや戸惑いの声を紹介する。

「２０１２年３月、キウイはセシウム１３４と１３７を合わせて１１０Bpでした。３月末までは５００Bq以下、４月１日からは5分の1の１００Bq以下の基準値の違いには、驚きと憤りすら感じます。本当（真実）とは何なのか？　数値に振り回されていることに疲れを感じます。今までの大地豊かな福島とは違う。でもいろいろと策を講じ、土を良い状態にしていきたい」

「２０１２年4月、知人に医療生協を紹介してもらい加入しました。年中実家でつくる家庭菜園の作物をもらい、購入することもなく間に合っていました。が震災以降、一切実家の作物は食さずにいます。子どもがいるので食べさせたくないし、実家でも気を遣ってよこしません。

畑大好きの子どもたちに、畑の手伝いや花つみ、虫取りも全くさせなくなりました。土に触る機会はなくなりました。全ての野菜類は購入しているので、金銭的負担も多くなり、親のつくった作物を家族が食べないことへの互いのストレスも大きいです。震災前の福島に少しでも戻れるように、また現在元気に生きている子どもたちが、無事大人になれるようただ祈るばかりです」

「２０１２年6月、明日や来年と自然界は滞ることなく成長を続けます。そのサイクルに私もいっしょに進みます。それにしても昨日の各地の電力会社の株主総会での報道で、電力側の開きなおった姿勢に怒りを感じます」

署名活動

署名活動では、原子力発電所の新規計画を中止し、浜岡原発をはじめとした既存の原発の、計画的な廃炉の実現を求める「さよなら原発全国１０００万人署名」が全国で展開されており、きらり健康生協としても取り組んできた。

同時に、福島県内の生協・農協・平和フォーラムなど原発事故からの復興を願う団体で、「福島県民の命を守りふるさとを取り戻すための署名」に取り組み、機関紙「いのちの炎」２０１１年10月号と２０１２年新年号で広く組合員へ配布した。

反響は今までと異なり、郵送で届けられる署名や、「県外の知り合いに署名をしてもらう」と、署名用紙を大量にもらいに来る組合員や、自営業の店舗に来るお客から署名を集めてくる活動など、「国・東電の責任を」「福島を取り戻したい」など、多くの福島県民の意志を感じることができた。

また組合員活動では、コープの店での健康チェックをしながらの署名や、福島駅前での2度にわたる署名、そして日常的な診療所外来での署名に取り組んだ。

こうして署名の実績は、「福島県民の命を守りふるさとを取り戻すための署名」が1万２４０７筆で、「脱原発を実現し、事前エネルギー中心の社会を求める全国署名」は1万７０７筆となった。

脱原発集会

待ちに待った「7・16さようなら原発10万人集会」の日がきた。参加できない仲間のメッセージと怒りを胸に、参加者は男性50名と女性36名の総勢86名が2台のバスで朝7時に出発した。

脱原発関係の集会参加ははじめての人から、4回目のベテランの人まで交えた車中では、一人ひとり自己紹介を兼ねて原発に対する怒りを訴えた。

「孫と福島で生き抜くことにしました」「汚染された福島の人ではと、結婚が破談になった娘さんがいる」「家庭菜園でつくった野菜を、孫に食べさせたい」「『今回行けないから私の怒りも届けてきて』と友達から託されてきた」

自己紹介の後、シュプレヒコールの特訓が始まった。リーダーから、「バスの窓ガラスにヒビが入るくらいの声で」と檄が飛んだ。恥ずかしそうに声を抑えていた女性陣も、「旦那と喧嘩するときのように!」との呼びかけからは、熱が入りいつもの元気な声になってきた。

いよいよ会場の代々木公園に到着。たくさんの人の中、先頭の生協旗に誰ひとりはぐれることなく無事に会場へ到着した。

13時に神田香織さんの開会のあいさつを聞きながら、混雑を避けるため早めにデモの渋谷コースの先頭に移動した。33℃の炎天下の中、13時30分にそれぞれ鳴り物を手に、きらり健康生協の黄色い軍団は出発した。5列縦隊の統制のとれた行動で、車中で練習を重ねたシュプレヒコールを開始した。

「子どもたちを放射能から守れ!」

「きれいな福島を返せ！」

「原発事故の苦しみは忘れないぞ！」

最初からハイテンションであった。

「福島のデモ隊が来た」と、歩道橋や沿道のカメラが一斉にこちらを向き、特に外国のカメラマンはわれわれにつきっきりであった。そんな中ひときわ目をひいたのがある支部長のTシャツで、背中には家族や近所からの怒りを込めたメッセージを記してあった。

「おそとであそびたい」

覚えたての文字をたどたどしく書いた孫の訴えであった。

いよいよ終盤になるとシュプレヒコールの声も枯れ、それが余計に悲痛な訴えとなり、沿道から大きな拍手が湧き1時間のデモ行進が終わった。

帰路のバスの中から、次々と続くデモ隊に窓を開け声援すると、福島のバスだとわかり大きく手を振って応えてくれた。

本当に疲れたが達成感はあり、気持ちの良い疲れだった。長い脱原発の運動になる。はじめての人を誘って次回も参加しよう。

「仲間を返せ！」

「われわれは最後の最後まで闘うぞ！　闘うぞ！　闘うぞ！」

5 健康な体づくり

きらり健康生協では、組合員の健康をより高めるため、機関紙において「みんなの診察室」を月単位で各専門の医師が担当して発信し好評である。

◆今、求められる「食の安全」は放射性物質だけじゃない！（２０１１年８月）

——原 純一（歯科医師）

福島県ブランド牛から基準値の3倍のセシウムが検出！ しかし、もう市場に出回り全国各地で食された後で問題が明るみに出ました。行き場のない怒り、嘆き、落胆、不信感、そして食べた人の諦め。インタビューの最後に口を揃えて発する言葉が、食の安全を確保するように抜かりなく検査を、国は全力で早急に尽くせと。便利さを追求し忘れていた自然の驚異。怠けた身体への自然の試練が、今私たちに向けられているのかもしれません。データもないこの見えない敵の脅威は、検査によって見える数値となります。今回の騒動も見えることで起き、問題解決へいままで安心安全としていたことの再認識へとつながります。

私は食べることを通じ、その方の人生とかかわる機会をいただいていると感じています。元々狩猟をおこない、生命をつないできたはずの生活から、人間は知恵とテクノロジーを手に入れ、あまり動かずとも食べられる世界で、動くことが最低限で済む世界に変化させてきました。私たちは動物であり、生きるという最大の仕事のために食べます。しかし、最も重要な活動である食べ続ける行為の奥深さと大変さを、医学の進歩と人の生活が豊かなものになる中で置き忘れていないでしょうか？

目に見えない物は、なにも放射性物質だけではありません。実は目に見えないもっと身近で、恐ろしい飲み込みの障害が潜んでいます。というのも飲み込みの障害による肺炎や窒息事故で、毎年12万人の方が命を落とされています。原因は、肺炎全体のおよそ70％、窒息は100％が飲み込みの障害によるものです。健康な人でも窒息事故のリスクは、10歳未満と35歳以上の方に見られ年齢とともに増加するが、のどの機能低下や認知機能低下以上に、のどの形が大きく関係していると考えられています。さらに65歳を越えると、体力低下により誤嚥性《ごえんせい》肺炎リスクが増加しています（図1、図2参照）。未然に防ぐには、のどの状態を自分や周りの家族が共有できていることが大切です。検診でも飲み込みの検査ができるようになりました。

◆地域を変える　医療生協を変える　肺炎死・窒息死をなくす　たかが食事されど食事

歯科医療は特別扱いされてきました。しかし、一番身近な場所で目につき、少しの気づきと自らの努力の継続で対処できる場所が口腔《こうくう》です。「えー、本当？」と思われた方はぜひ、上松川診療所歯科口腔外科を受診し体験してみてください。きっと歯医者に対して持っている考えが変わり、歯科がとても身近で大切な存在だと思えることでしょう。

図1　健常な人の嚥下障害イメージ

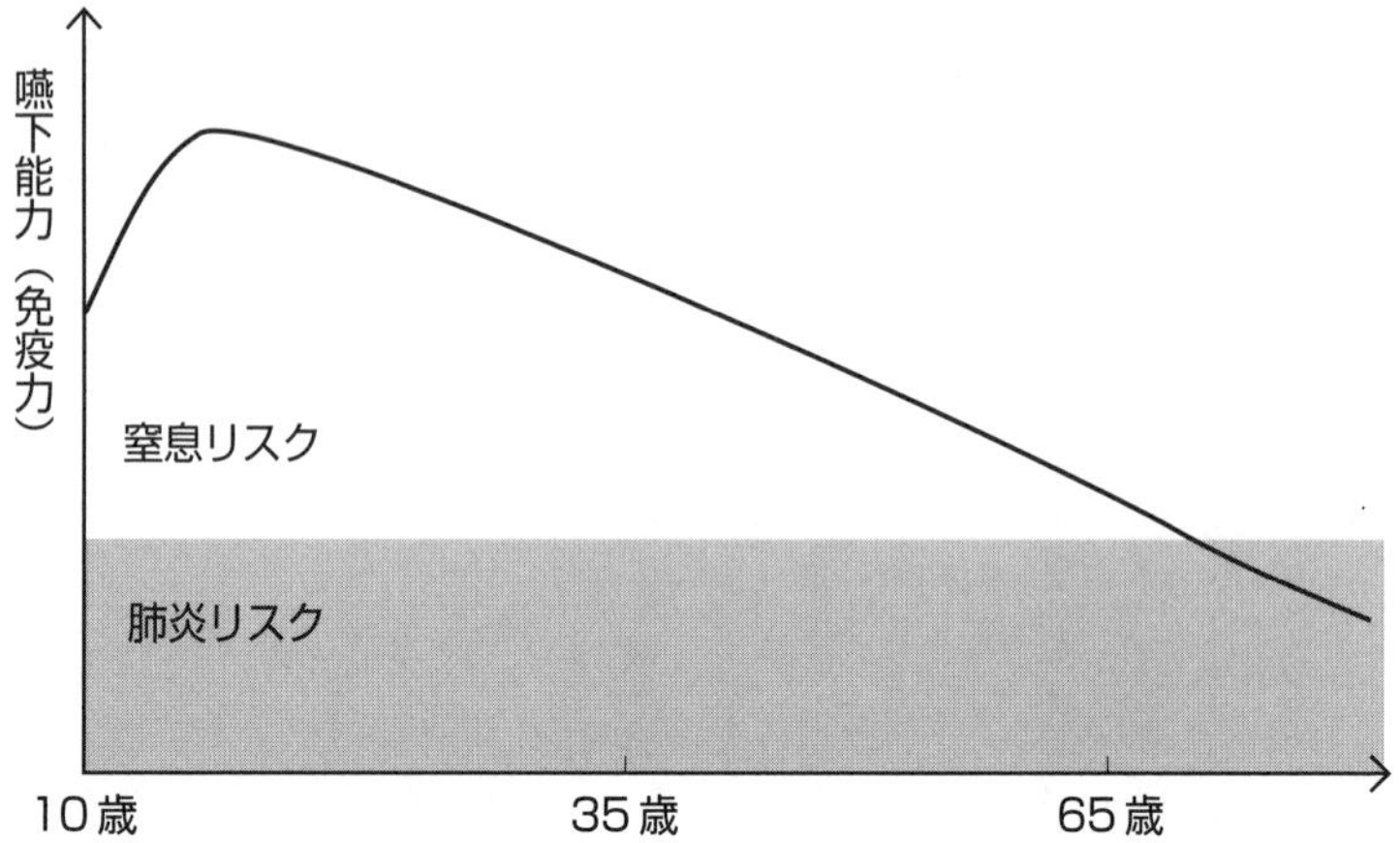

図2　自他覚のない人での嚥下障害率

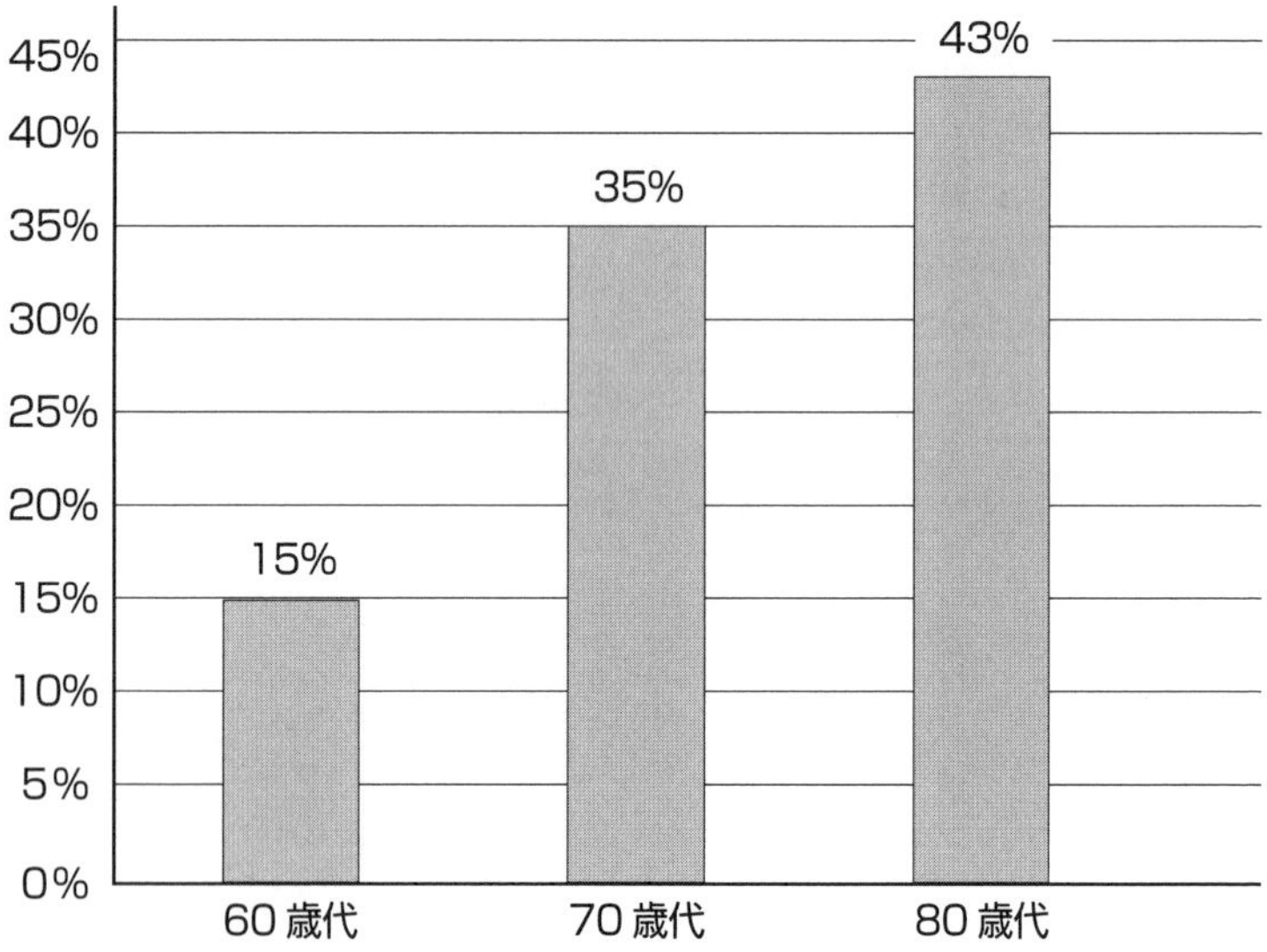

誤嚥・窒息の事故の中で食物が原因で死亡する人は、近年4000人を超え年々増加する傾向にあります。誤嚥・窒息事故の多くは、日常の食事やおやつを食べながら起きます。食物による窒息事故はなぜ起こるのでしょうか。窒息は「のどづまり」などとも呼ばれるように、のど（咽頭、喉頭・気道）に食物が詰まり、呼吸ができなくなる状態です。なぜ詰まるのか、予防はどのようにしたらよいのか、まさに歯科口腔外科・食のリハビリテーション外来の領域です。

誤嚥・窒息のリスクを少なくするには、どのような食べ物をどのように食べたら安全かについて、総ての個人に合った食べ方、噛み方、のみ込み方を知って、日常生活の中での対応の積み重ねが大切です。

食のリハビリテーション外来では、その方の潜在的に持つ能力で、おいしい料理を安全に安心して味わうことが継続できる治療をしています。

◆生活習慣病再考（2013年2月）——後藤和子（医師）

東日本大震災以降、私たちの生活は一変し、放射能汚染を常に気にしながらの生活となりました。福島県の子どもたちの肥満度が高くなったという記事もあり、福島県人の健康状態の悪化が懸念されます。

生活習慣改善は、個々人の努力だけでは困難で、社会全体のサポートが必要な事を改めて感じています。今の福島の状況の中でもう一度、生活習慣病について考えてみましょう。

表7　全国の平均寿命や健康寿命と福島県の比較

	平均寿命（2011年度）	全国の健康寿命（2010年度）	福島県の健康寿命／全国順位（2010年度）
男	79.44歳	70.42歳	69.97歳／34位
女	85.90歳	73.62歳	74.09歳／16位

健康寿命とは

日本人は長生きになりましたが、平均寿命と健康寿命の差をみると約9年の要介護状態があり、特に福島県の男性の健康寿命が短いのが気になります（表7参照）。

健康寿命をおびやかすのは、脳卒中、高齢による衰弱、認知症、転倒骨折などです。生活習慣病予防で健康寿命をのばす健康寿命とは、介護を必要とせず自立して生きられる期間のことです。

脳卒中を予防する

高血圧症、糖尿病、脂質異常症、心房細動は、脳卒中の危険因子です。家庭血圧を測定し、血圧をきちんと管理しましょう。

心臓病を予防する

脂質異常症、高血圧症、糖尿病などが重なると、心臓病を起こす危険度が高くなります。更に内臓肥満があるメタボリックシンドロームは、脳卒中・心臓病ともに危険因子となります。

認知症と生活習慣病

約300万人と急増している認知症は、65歳以上の1割にみられます。認知症の方は平均2、3個の病気をもち、適切に治療していないと急速に認知症が進む場合があります。

がんと生活習慣

日本人の死亡原因の3分の1はがんで、放射線によるがんのリスクはありますが、生活習慣改善に取り組み少しでもリスクを減らしたいものです。５つの生活習慣改善でがん予防のうち1つの生活習慣を見直すと、がんのリスクが平均して男性14%、女性９%低下します。

①生活

バランス良く適量を食べる、腹8分目、減塩を心がける、間食＝お菓子ではなく、牛乳・ヨーグルト・果物などを利用、野菜1日３５０g以上、動物性脂肪は減らします。

②体活動量を増やす

ウォーキングを積極的にし、少しずつ増やしていきましょう。水中ウォーキングもお勧めです。

日常生活の中で体を動かしましょう。ながら体操の勧め、掃除・庭仕事・農作業。筋トレで基礎代謝アップし太りにくい体にしましょう。

③禁煙しましょう。がん・動脈硬化の予防に大切です。

④アルコールは程々にし、純アルコールは1日20g以内にします。

⑤保養・こころの健康づくり。睡眠を十分にとり休息しましょう。

⑥歯の健康管理をしましょう。80歳で20本を目標にしましょう。

⑦健診を受けて自分の健康状態を把握し、自分の健康増進プランを立てましょう。

6　きらり健康キッズホリディ in 東京

東京でリフレッシュ

きらり健康生協の主催した、子ども保養への参加者の感想文がいくつも集まっている。まずは子どもたちの声で、可愛いイラストの入っているものもいくつかある。

「とうきょうドームで、やきゅうをみたことがたのしかったです。ホームランをうったひとがすごかったです。あついのに、やきそばをつくってくれてありがとうございました」（男の子　7歳）

「すいぞくかんとどうぶつえんがたのしかったよ！　またいきたいです」（女の子　6歳）

「ぼくは3日間、東京のいろいろな人にふれあったり、東京のいろいろな所を見学できてすごく楽しかったです。特に動物園とバーベキューが楽しかったです。動物園では、いろいろな動物を見れて、バーベキューではみんなで楽しくできてよかったです。そのほかいろいろなことができて、東京にまた行きたくなりました」（男の子　11歳）

「国会議事堂は広く、左右に衆参議院にわかれて、真ん中がすごく高くなっている。東京ドームでは、博物館の中で昔のグローブを見た。みすぼらしく手ぶくろの少し大きいくらいだった。今との差がすごかった。ダルビッシュのグローブもあった。応えんがすごく何を言っているのかわからなかったが、みんな本気で声を出していた。スーパーボールすくいが楽しかった。大きいボールをたくさんとった。

ほたてもやきそばもおいしかった。

水族園ではさめが気に入ったので、さめの３Ｄポストカードを買ってきたし、ペーパークラフトも買った。つくっていつまでも思い出に持っていたい。水上バスでは、海面を飛びはねている魚をはじめて見た。ぼくたちに会いにきたのかな。

動物園では、パンダからはじまりたくさん見た。小さなはつかねずみとも遊んだ。一番見たかったのはワニだった。でも口をパックリ開いているところが見られず残念だった」（男の子 11歳）

以下は同行した保護者の声である。

「３・11以降、生活が一変してしまい、外遊びは制限し、自然との触れ合いも思う存分させてあげていません。家の除染もまだされていないので、庭でのバーベキューもできないです。風の強い日はマスクをして通学させ、洗濯物は家の中に干しています。

最近ではＴＶで原発のニュースが少なくなり、事故があったことさえ忘れられてしまうのではと不安でいます。この旅に参加して、福島の子どもたちの未来を考え応援してくださっている方々が、こんなにたくさんいることがわかり救われました。福島での生活は大変ですが、がんばります」（女性）

「中学3年の時以来の国会議事堂見学においては、久しぶりの議会場の雰囲気を体験させていただきました。東京ドームの巨人×広島戦は、一番の楽しみにしていました。予想以上に応援は盛り上がり、そして村田選手のメモリアルアーチを見ることができて、いい思い出となりました。銭湯体験や大広間での宿泊など、子どもたちにはなかなかできないことです。

２日目の夜の交流会においては、スペシャルドリンクやさまざまなイベントをしていただき、また今回の保養プロジェクトの意義の話や、協力いただいた方々の顔を直接見る貴重な機会となり、感謝の気持ちでいっぱいです。福島へ戻ってからも元気に生活していきます」（男性）

「孫と出かけられる幸せをかみしめバスに集まりました。高校生が隣の席に座ってくれた事も一安心でした。東京は観光以外に訪ねる事もなかったので、地区の人たちとの交流も楽しみでした。国会議事堂を目の前にすると、テレビで見るのと違って迫力満点で、国会議員の隣で写真をとれたのはよい思い出となりました。東京ドームでの観戦は、あの場にいた者でなければわからない熱気や迫力が伝わってきて、自分や孫もその中の1人として声を出し手を振っていました。

2日目は、多くのスタッフに見守られ1日おつき合いいただき、本当にありがとうございました。班長さんとは親しく話しもできてうれしかったし、帰りには荷物まで運んでもらったりの心遣いに感謝しています。バーベキュー会場では、あのはじけた子どもたちを見て本当に感動しました。いっしょに歌った『故郷《ふるさと》』も心に残り、もっと歌いたかったです。

食事の用意、銭湯への道案内、園での同行など、たくさんの人々の善意と働きによって、私たちがこのようなよい体験をさせていただきました。東京ドームでの応援以上に大きな声で、『ありがとう!!』と言いたいです。平和な世の中でありつづけるため、これからも力を合わせていきましょう」（女性）

「孫にとって国会議事堂・東京ドームでの野球観戦・葛西水族園・水上バス・上野動物園など、どれもはじめての経験で心に深く刻んだことと思います。また、大広間でのみんなで寝ることもいい経験でした。そして2日目のバーベキューと花火、スーパーボールすくいの場で、子どもたちの生き生きした笑顔を見たとき、本当に参加してよかったと感謝です。

福島に住んでいると放射能のことが頭から離れません。忘れているようでも、長い時間遊ばせることに抵抗があり、晴れやかな気分になれません。その精神的なストレスと、放射線が細胞を貫く身体的なストレスが蓄積され続けているのも事実です。この3日間は、本当にのびのび過ごさせていただきました。

福島の現状は、原発事故の原因究明もされず、避難者も未だに13万人近くいて、福島県民の困難な状況は一向に改善されません。一方、全国的には原発事故の風化が進み、原発の再稼働や輸出が進められようとしています。福島県内では、毎日のように原発や放射線情報、中間貯蔵施設や復興計画等々報道されますが、原発事故当時からみると風化を感じる時があります。企画に参加して改めて原発事故の悲惨さや過酷さを思い起こし、原発をなくさなくてはならないし、脱原発社会をつくるために福島県民は、その先頭に立たなければならないと強く感じました。これからもともに『さよなら原発』や『平和憲法を守る』運動強化を誓いお礼とします」(男性)

「わが家は主人が単身赴任中で息子が中学生のこともあり、なかなか旅行もできずにいましたが、今回の保養プロジェクトで子どもたちはのびのびと遊ばさせていただき、笑顔もたくさん見ることができました。そんな子どもたちの様子を見て、私も幸せな気持ちでいっぱいになりました。またたくさんの素敵なご家族との出会いにも感謝しています。放射能の影響で、子どもたちの健康や将来について心配なことはいろいろありますが、福島の子どもたちの事をいつも気にかけてくださる方々がこんなにもいると思うと、それだけでもう胸がいっぱいです。素晴らしい思い出をずっと大切にします」

（女性）

「心のこもった計画により、素晴らしい体験で心も体もリフレッシュして福島にもどることができました。バスの中での楽しい触れ合い、国会議事堂、野球観戦、葛西臨海水族園、そして上野動物園と、子どもたちにとって目を輝かせる見学でした。私の孫は国会議事堂が宮殿のようで、『王様が住んでいるのかなあ』と言いながら、素晴らしさに感動しておりました。また水族園では、夢中でカメラのシャッターを切って喜び、東京での生活は伸び伸びと過ごし貴重な思い出となりました。福島では原発のメルトダウン、除染した後の仮置き場の件など、まだまだ復興には遠く不安な日々が続きます。皆様の心を大切にして生きていきます」（女性）

それぞれの言葉で、楽しかった旅の思い出や感謝の気持ちを表している。

きらり健康キッズホリディ in 東京

2014年8月1日から3日にかけ、きらり健康キッズホリディ in 東京が開催となり、福島から子どもと大人の計35名が参加した。この企画は、きらり健康生協と友誼関係にある東京ふれあい医療生協が中心となって、「さよなら原発アクション北実行委員会」が立案し、チャリティーコンサートの開催などで資金づくりもしていた。少ない資金の関係で、宿泊施設は東京土建北支部会館の大広間をパーティーションで仕切って利用し、入浴は町場の銭湯を使った。

3日間のスケジュールは下記である。

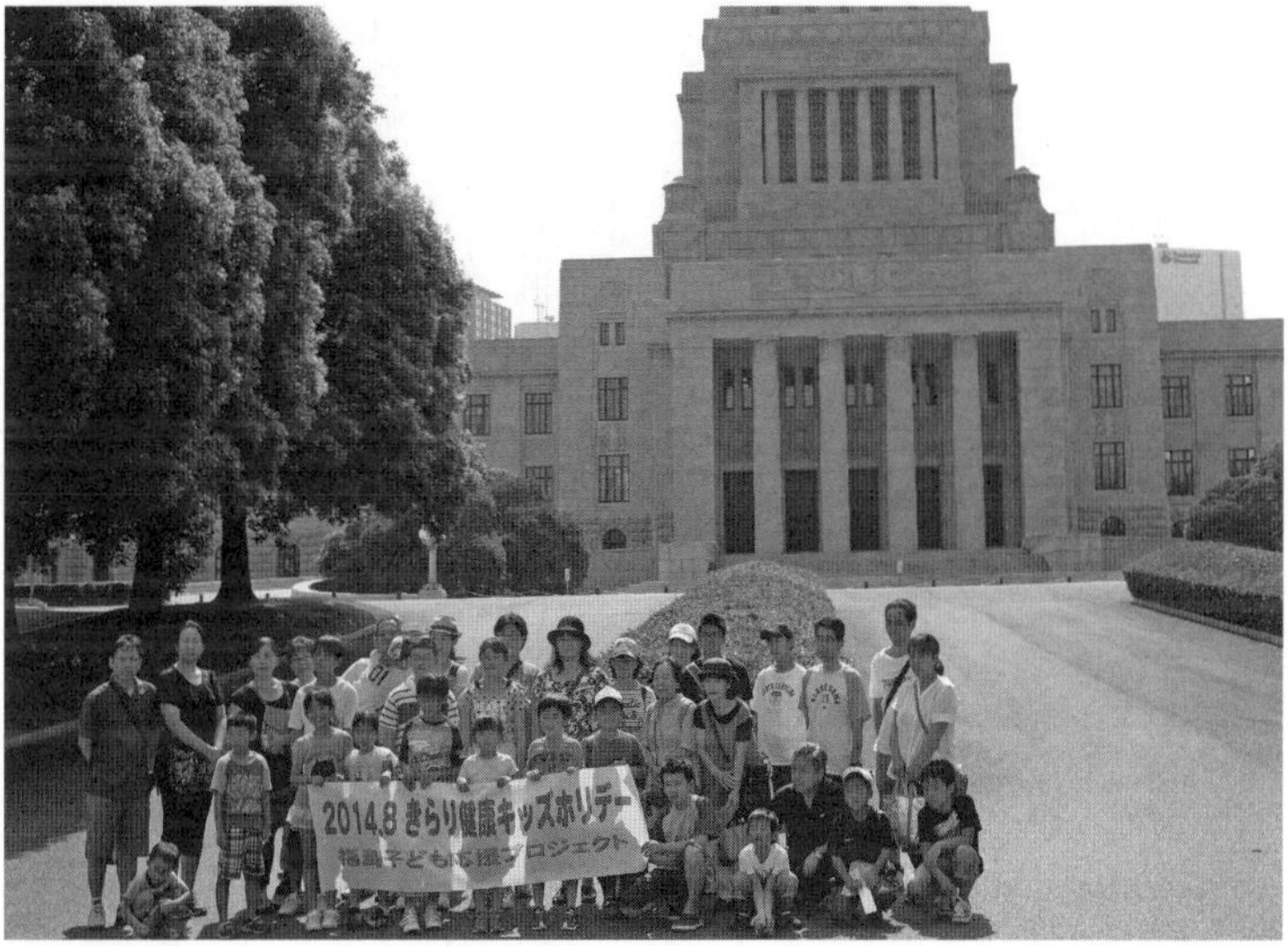

きらり健康キッズホリディ in 東京

8／1
7：00 福島駅前からバスで出発
12：00 国会議事堂　昼食・見学
16：00 プロ野球観戦　巨人×広島
21：00 宿舎、銭湯

8／2
8：00 朝食
10：00 葛西臨海水族園
15：30 宿舎でバーベキューパーティー
20：00 銭湯

8／3
8：00 朝食
10：00 上野動物園
13：30 お別れ会
18：30 福島駅前で解散

福島から東京への移動を含め全てバスを利用して疲れもあったが、予定の目標を達成し、1人のけがもなく無事に3日の旅を終えた。

2014年は8月上旬の東京以外でも、子ども保養は同じ主旨でいくつも開催となった。

7月には新潟県のながおか医療生協が企画し、きらり・浜通り・福島・郡山の各医療生協から組合員と職員を合わせて30人が参加し、ながおかコースが開催となった。新潟こども創造センターで、木登りや滑り台などで遊び、また市営のプールの大きな滑り台でも楽しむことができた。

8月には静岡県の浜北医療生協が企画し、きらり・浜通り・福島・郡山の各医療生協から組合員と職員を合わせて40人が参加し、静岡御殿場コースが開催となった。地域の祭りに参加し、花火大会と盆踊りを楽しむことができた。また富士山の登山にもチャレンジし、参加者は心身ともにリフレッシュした。

第5章

輝くいのちのために

——会津医療生活協同組合

1　子どもや孫のため

県民の過半数を目指す100万人署名

「組をつくって個別に訪問して署名を集めるのはやめっぺ。話をしない人が、後ろについていくだけになってしまうから。そうでなく知り合いにお願いして、そこから署名を広げていけば、運営委員10人で各自が50人を集めるとして全体で500人にもなる」

2014年の夏に会津医療生協猪苗代支部で、秋からの生協強化月間の一環として復興支援の署名への対応について相談した。

署名とは、ふくしま復興共同センターが呼びかけ、原発即時ゼロを目指し、「『子ども・いのち・くらし』を守ることを求める請願」で、2014年3月までに県民の過半数である100万人を集め、国会への提出を予定していた。

当時の取り組みについて、支部運営委員の阿部カツ子さん（76歳）から猪苗代の自宅で話を聞いた。

「1枚の署名用紙には、5人の名前と住所を書くことができます。そこで10人の運営委員は、周りの知り合いの方を訪ねては、『子どもや孫のためです』と目的を簡潔に話し、了解してもらった相手に用紙を1枚とか5枚とか渡しました。知り合いの呉服屋へ行って、署名のお願いをしていたときのことです。たまたま出入りの業者さんが来ていて側で話を聞き、私でもよければと快く名前と住所を書いてくれました。それでも中には、『私の夫は東北電力で働いているので、原発がなくなると職を失います』とのことで、署名に協力してくれない方もいましたね」

知人が芋煮会に行くというので署名用紙をお願いすると、5枚あずかってくれて参加者全員から25筆も集めてきてくれたこともあった。

「10月の運営委員会で点検すると、260筆でまだ目標の約半分でした。11月に二次集約すると、まだ目標には届きませんでしたが、それでも455筆まで集めることができました。

そうした取り組みを12月の会津医療生協の支部代表者会議で報告したら、猪苗代の私たちはたいしたことはないと思っていたのに、他の方からするとすごいことだと評価されて驚きました。他の支部では、組をつくって戸別訪問をするなどして1筆ずつ集めたので、思いのほか集まっていなかったようです」

確かに1人ひとりの署名を集めるより、1枚に5人が記入する用紙を協力者に渡してお願いし、それを後で回収する方が、よりたくさんの数を集めることができるだろう。しかし、そのためには協力してくれる何人もによるネットワークが日頃からできていないと、とても無理である。どうして猪苗代支部は可能だったのだろうか。

「子ども・いのち・くらし」を守る

取り組んだ署名の正式名称は、「政府はただちに福島原発事故『収束宣言』の撤回を！『原発即時ゼロ』『子ども・いのち・くらし』を守ることを求める請願署名」で、請願趣旨は下記である。

福島原発では、高濃度放射能を含む汚染水が地上タンクから漏れだし、海に流出するなど深刻な事態が広がっています。原発事故は収束しておらず、現在も危機的状況にあります。（略）

また福島県民は、いまだに約14万人が避難生活を送り、すべての県民が放射線被害や将来への不安などをかかえながら生活を続けています。福島県民は、「住まいや生業の再建」「徹底した除染」「完全賠償」「子ども・県民の健康管理」「福島原発の全基廃炉」などをつよく求めています。

しかし、国も東京電力も、これまで行ってきた不十分な支援や賠償さえも一方的に打ち切る動きをつよめています。

（略）福島原発事故の「収束宣言」を撤回し、下記の福島県民の切実な要求の実現に責任を果たすことを求めます。

1　政府は「事故収束宣言」をただちに撤回し、政府の全責任で、汚染水対策など原発の事故収束作業を行う。

2　県内の原発10基すべてを廃炉にすること。また全国すべての原発を再稼働せず、原発ゼロをただちに決断する。

3　希望者全員が入居できる復興公営住宅の建設など住まいと生業の再建を支援する。

4　健康診断や検査、医療費を国の制度で無料とし、放射能被害から子どもたちと県民を守る。

5　放射線量の徹底した計測と除染を継続し、安心して住み続けられる環境をつくる。

6　原発事故が起きなければ発生しなかった被害、損害はすべて賠償する。

7　民法上の時効（3年）を援用（適用）しないための特別法をつくる。

こうして署名は、被災者が当然のこととして望んでいる早期の事故収束、徹底した除染、全基廃炉、完全賠償を求めていた。

映画『いのちの山河～日本の青空Ⅱ～』の成功

どうして猪苗代支部が、地域でのネットワークを活かした署名集めをすることができたのか質問し、それに阿部さんから答えてもらった。

「猪苗代は人口が約1万5000人の小さな町なので、日頃から顔見知りの多い地域で暮らしていることも幸いしています。それと私たちにとっては、2010年に映画『いのちの山河～日本の青空Ⅱ～』の上映を成功させたことが、大きな宝物となっています。

会津若松での上映の前売り券を預かって、町内で購入をお願いしているとき、『そんなにいい映画であれば、どうして猪苗代で上映しないの？』という、たった1人の声を素早くキャッチし、支部運営委員が中心となり地域住民も巻き込んで実行委員会を立ち上げました。上映に向けて取り組んだ結果、1000人近くの町民の心につながった事実に驚いています。

また、そのときの取り組みを通して、行脚と対話は私たち実行委員にも言えることだと気づきました。券を10枚預かってくれる人のところに何度も足を運び、そこで対話する中で今まで見えていなかったことが見えてきたり、実行委員になったものの、最初は活動に消極的だった人がどんどん自己変革していく姿に、人はいくつになっても変わっていくし成長できるものだと思いました。このかけがえのない瞬間に立ち会えることに感動し、映画上映にかかわらなければ経験できなかったことを、たく

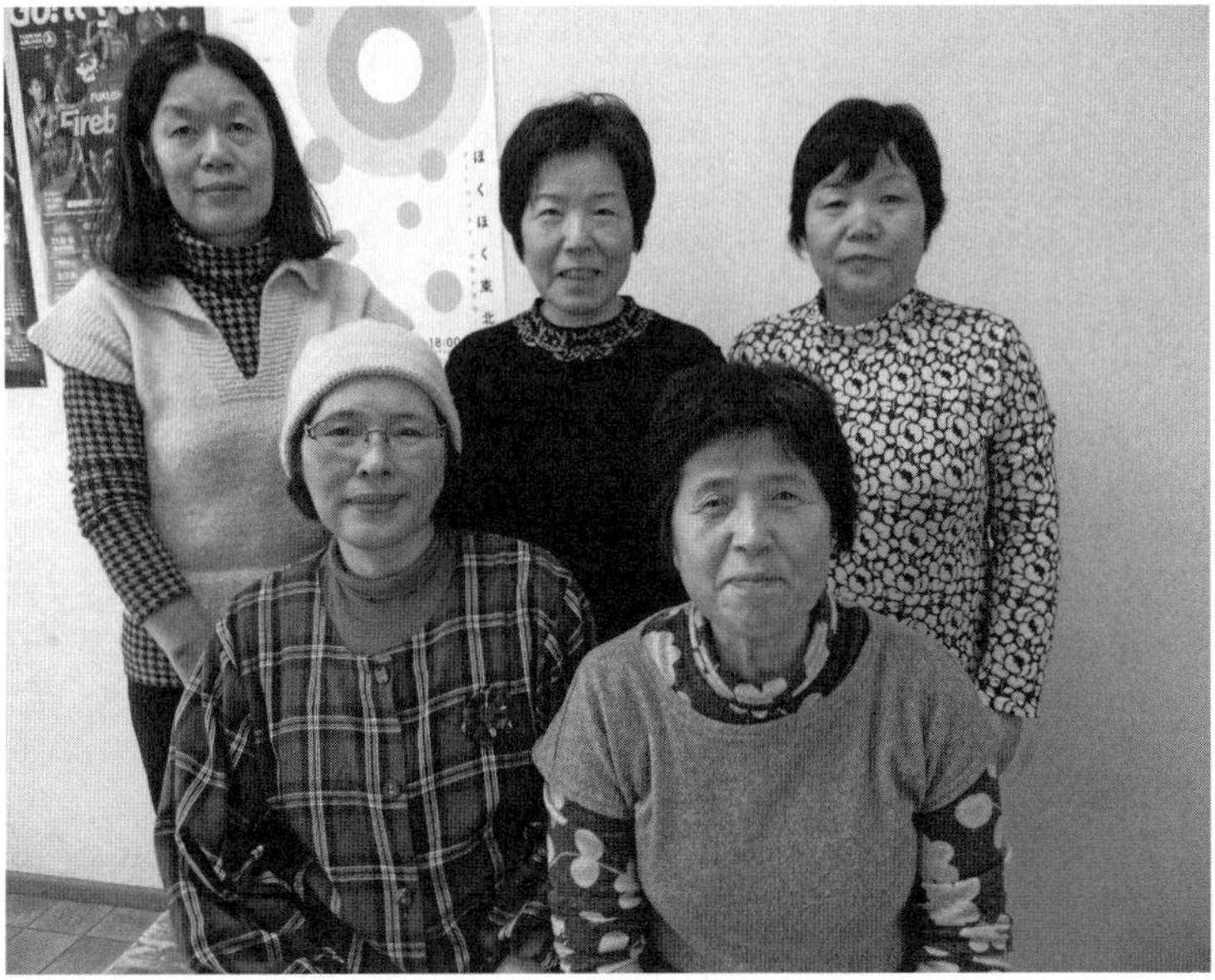

会津医療生協猪苗代支部のみなさん。後方中央が阿部カツ子さん

さん学ぶことができました。初対面の人とのつながりもでき、新しい人とつながっていくことの幸せも感じたものです」

最終的には1000人近くがこの映画を鑑賞した。人口でいえば猪苗代町より数倍多い近隣の市でも上映したが、鑑賞者は猪苗代が一番多かった。

「前売り券940枚、当日券24枚、それに未集金10枚分を入れ、最終的には974枚になりました。予算は500人で組んでいたので、およそ2倍の入場者です。なんと私たちは町民を信じていなかったことか、そして自分たちの力を過小評価していたことかと反省しました。

地方紙に載ったこともあり、喜多方市、会津若松市、河東町、北塩原村、本宮、郡山市、昭和村と、広範囲から観に来てくれました。昭和村からここまでは片道

2時間もかかるのに、3人でおいでになり、1人1冊ずつ『沢内村奮戦記』の本を求めていかれました」

ある有名な女優が猪苗代に来た時も、これだけの観客はいなかった。阿部さんたちの草の根的なネットワークが、いかに広く根をはっていたか示している。

観客の感想

上映後に多くの観客が、感激した感想などを阿部さんたちに伝えてきた。

・原作『村長ありき』を読んでいる。信念を持ったこういうリーダーがいたからこそという思いを強くした。さらに読み進めるうちに、「村の人々が、自分から自分等の生活をより向上したものにしたいという、要求のない限りむずかしい問題であり」の一文にぶつかり、上に立つ人の力にすがるだけでは何も変わらない、優れたリーダーの存在はもちろんのこと、現状に甘んじている自分たちの意識を変えることの大切さを教えられた。

・「今は一見無気力に見え、自主性に乏しい村人かも知れぬが、その村人の胸の深くには必ず人間らしく生きたいと欲する要求が潜んでいる。その要求を力にしていく」という村長による村人たちのとらえ方は、とても優しい。自分の主義主張を優先させるのではなく、現実をきちんと捉えること、そこが出発点であることを教えている。

・試写会に行ってきた。なんだっていい映画だったな。あの村長たいしたもんだ。さっそく地図を買ってきて、沢内村ってどこにあるのか探した。八幡平の方に近く出かける用事があるので、ぜひ沢内村によって銅像を見てきたい。

・豪雪対策に取り組み、一番の難所である山伏峠も通れるようにしたのに、そこを自分の亡骸が通るとはあまりにも悲しすぎます。この山場では泣かされました。このときの沢内村の人口は約6000人で、猛吹雪の中で村長を出迎えた人は2000人を超えたとか。うなずけます。

・村長が信念のある人で、リーダーシップをとったから村は変わったと思いました。でもそれだけではなく、村役場の職員や保健婦たちが、献身的に働く姿を見て、村人たちが少しずつ変わっていったことがわかりました。赤ちゃんを案じて、吹雪の中で自分の身の危険をおかしてまで、炭焼き小屋に向かった2人の保健婦の行動は、村中の人々の知るところとなり、深沢村政の信頼にもつながっていきました。こういう地道な積み重ねが、村人たちの心を変えていったのです。それから20年後に2人の保健婦は、あの時の赤ちゃんの結婚式に招待され、その席で父親は、命の恩人としてみんなの前で紹介しました。なんかとても温かい気持ちになりました。それにしてもやっぱりリーダーですね。

・チケットを購入していたので、食堂を早く閉めて観に行こうと思っていたけど、結局大忙しで行けなかった。映画を見終わった人たちが次々に流れてきて、食事をしながら興奮気味に感想を述べあっていた。その話を聞いているだけで私も見た気になってしまった。いいものを見たり聞いたりしたときは、その気持ちを共有したくて仲間としゃべりたいんだな。その人たちが引けたと思ったら、今度は次の時間に見る人たちが食事をしてから行くので、また店は混雑。チケットは無駄にしたけど、お陰でこの日は店も大繁盛。小さな町では、人が大勢動けばみんなが潤うということだ。

上映会が終わってからも阿部さんたちは動いている。

「映画終了後に後始末をきちんとしようと、前売り券販売協力者の全員に礼状を手渡しで差し上げました。小さな町だからこそできることです。協力者からは、今までどんな団体に協力しても、こんなお礼は一度もなかったと感謝されました。またおかげさまで剰余金が少し出ましたので、社会福祉協議会や製作委員会に寄付とかの意見も出ましたが、町に寄付しました。

ところで映画は50年前の事で、今はどうなっているのかと数人から問われ、私たちもその後の沢内村を知りたくて、深沢村政のその後を訪ねる研修旅行を計画し、同じ年の5月末に実行委員と駐車場のボランティア係の17名で実施しました」

ていねいな後始末である。こうした地道な取り組みが、阿部さんたちと住民のさらなる信頼関係を深めている。

避難者を支援する会「虹」

震災直後には猪苗代にも多数の避難者がやってきて、バスケットコート2面ほどの町の体育館に、400人ほどが入って満杯となった。その当時のことについても阿部さんに語ってもらった。

「同じ支部の運営委員で、ガスや水道が止まって一時的に避難した方がいました。避難先で毎日冷たいおにぎりを食べていましたが、ある日のことボランティアの方が食材を持ってきて、温かいカレーライスをつくってくれ、それがとても美味しくて、自宅に戻ったら今度はボランティア側にまわろうと決心していました。その話が、私たちをグイッと後押ししてくれたのです。

そこで運営委員だけでなく周りにも声をかけると、すぐ20人が集まってくれたので、支援する会「虹」として町に登録しました。小学6年生から80歳の女性まで、最終的には43名もの団体となり、朝食配りやお茶の準備などを2週間連続でさせてもらいました」

町に登録したボランティアは11団体あったが、「虹」以外は全て既存の団体で、一般住民が立ち上げたのは虹だけであった。ボランティアを通して阿部さんは、いろいろな避難者に出会っている。

「体育館の外の人目につかない場所で、犬をつないで餌をあげている方がいました。もっと入口近くに犬を連れてきたら、世話をするのも楽になると思って声をかけると、その人が言いました。

『ここに居る避難者の中には、ペットといっしょに流されて自分だけ助かった人もいれば、やむなくペットを置いてきた人もいます。そんな方に、ペットを見せることができますか』

また他のある方は、炊き出しのおにぎりをそっとゴミ箱に捨てていました。その場を見てしまった私をその方は、両手を合わせて拝むようにしながら小さな涙声で話してくれました。

『ごめんなさい。命をつなぐためには、食べなくてはいけないと頭ではわかっていて今日も一個いただいたのに、目の前で起こった事実をまだ受け止めることができず、おにぎりが喉を通らないのです』

知り合いの方が、目の前で濁流にのまれたりしたのでしょうか。私は何も声をかけることができず、ただその気持ちに寄り添って見守るだけでした」

それでも当初はうつろな目をしていた避難者が、日一日と意欲を取り戻し、朝食配りやお茶の準備も自分たちでやがてするようになり、ボランティア団体「虹」の役割は終えた。大変な中でも生きる力を、一人ひとりがやがては発揮することを、阿部さんたちは確信することができた。

2　会津医療生協の概要

会津医療生協の誕生前後

会津医療生協の誕生前後については、当時の副理事長であった佐藤仁さんが２００５年6月付けの以下の手記で詳しく触れている。

「私は、しばしば喜多方を訪れるようになり、そこで先輩の市議だった佐藤恒雄さんと知り合いました。佐藤恒雄さんは若いころ病気をされて、塩釜にある民医連加盟の坂病院に入院され、高橋実全日本民医連会長とも懇意にされていたようです。この体験からか佐藤さんは、会津にも民主的な医療機関つくりを目標に活動されていました。

私は１９５９年、43歳の母を突然脳溢血で失う体験をしていました。当時はまだ、国民皆保険が実現していない時代で、貧しい農民の母などは健康診断を受けることもなく、自分の体の状態が分からないまま、無理な仕事を続け亡くなりました。だから私も、母のような農村の女性はもちろん、働く人々のための医療機関をつくり、自分たちの健康を守る必要を感じていましたから、佐藤さんの活動に早速共鳴し、できるかたちで活動にかかわってきました。

その頃の取り組みは、先ず医師を確保して医療機関をつくり、民医連に加盟して活動する形が多かったため、私たちも医師の確保のためにいろいろ努力しました。しかし、残念ながら医師の確保が実現しないまま時間が過ぎていきました。

１９６０年代は高度経済成長が進み、60年代末からはその歪みによる公害や職業病が激発してきます。こうした情勢の中で、働く人々の立場でその役割りをはたす民主的医療機関への期待が高まり、70年代には全国的に生協法に基づく医療生協運動と組織づくりが、大きく前進してきました。

福島県内でも70年代前半から、浜通り、福島、郡山と次々に医療生協が誕生し、県民医連もできました。そして１９７５年の県民医連の総会で、この次は会津に医療機関の方針が決まったことが、当時の福島医療生協常務理事鈴木信さんから私に連絡があり、すぐに医療生協づくりの準備をした方がいいと教えてくれました。

私は早速その準備に取りかかりました。会津医療生協として誕生させていくために、できるだけ会津の全域と各運動分野・階層からの代表22人に発起人となっていただき、１９７７年4月に発起大会を開いて運動がスタートしました。その後数回の会合を開き、１９７８年5月の設立総会を迎えます。このとき理事長を、どなたにお願いするかという判断を迫られました。

会津の民主的運動全体の今後の展望に立って、若松を拠点に医療生協を設立して、これを会津全域に展開していく方向を確認し、それに相応しい理事長を選ぶことが求められました。しかもこれまで民主的医療運動の実現のため努力してきた喜多方の伝統を、正しく引き継ぐ配慮も必要でした。後日知った事でしたが、佐藤さんの取り組み以前には、松崎龍男先生（松崎元理事長のお父上）などが、戦後の早い時期から津軽健生病院の津川武一先生をお招きして、医療機関づくりを話し合う活動もあったそうです。

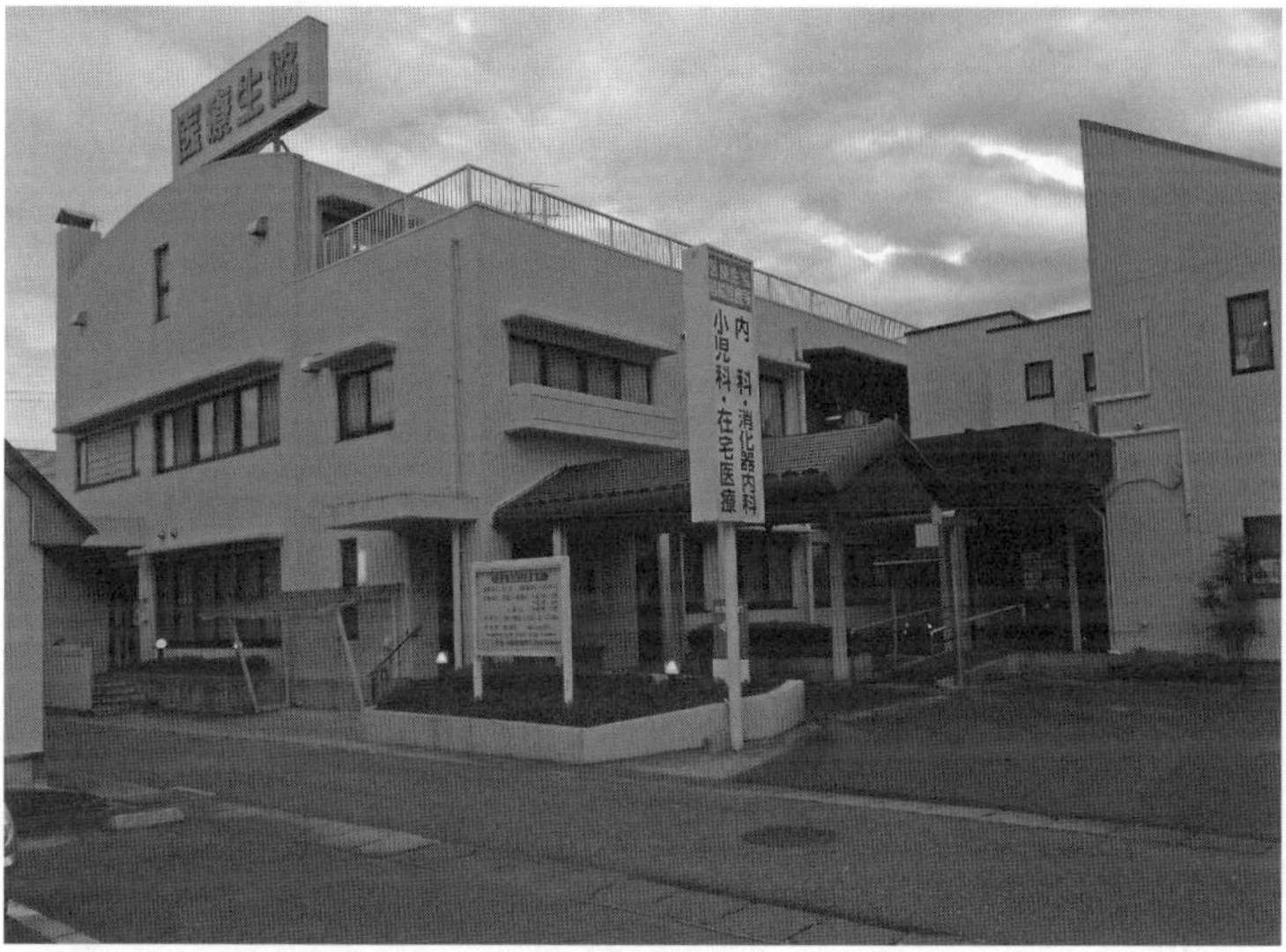

会津医療生協 若松診療所

こうした革新的な伝統をきちんと受け継ぎながら、なおかつ草創期の困難を切り開くため、会津全体の運動の団結を前進させることのできる理事長には、二瓶義呂先生が最も相応しい方として推薦しました。戦後早くから教職員組合運動に取り組まれ、そのリーダーとしての豊かな経験や、いつもにこやかで穏やかな人柄と、抱擁力のある人格の持ち主であり、厳しい運動と事業を築いていく上で最適の方と信じたからです。しかも二瓶先生は、佐藤恒雄さんと同じ時期に同じ地域で、同じ理想に向かって活動し合ってきた仲間であり、当時は直接活動に参加できない佐藤さんにも喜んで貰えたと思いました。

もちろん一致してこれが承認され、二瓶義呂理事長体制が誕生しました。１９７８年５月のことでした。しかし、この日が二瓶理事長の苦難の日々の始まりになるなどとは、その時は知る由もありませんでした。運動は始まっても医師の確保が進まず、事業も展開できず、県内民医連からのご協力を得て、健康診断などに取り組む状態が続きました。財政的にもかなり厳しいものとなって、理事長の心を苦しめたものと思います。

とうとう理事長は病に倒れてしまわれ、今考えると居たたまれない気持ちでいっぱいになります。二瓶先生にはこの5年間ご苦労だけをお掛けしてしまい、苦難を背負わせてしまったのは、結局私だったのではと考え申し訳ない思いがあふれてきます。

しかし、1984年10月から石田昭一先生を常勤医師に迎えることができ、事業は前進に転ずることができ、あの5年間のご苦労は今見事に花開きつつあります。私たちを取り巻く情勢は大変厳しく予断を許しませんが、医療の分野でも介護の分野でも、会津地域においては一定の役割を果たせるところまで力をつけてきています。住民の命や健康、老後の安心をつくる民主的な医療・介護の運動において、揺るがぬ地歩を固めつつあります。二瓶先生に困難な時期の理事長を受けていただき、確かな土台を築いてくださったことで、会津医療生協の今日の到達をつくっています。

私たちは、先生と共に目指した人権が尊重され、安全で安心の民主的医療・介護と健康のまちづくりに向けて、さらに前進し続ける決意です」

■会津医療生協の沿革

1978年　設立総総会　組合員772名 出資金1055万円

1981年　若松診療新開設

1990年　新若松診療所落成
1996年　きたかた診療所開所
1997年　若松診療所デイケア開始
1998年　訪問看護なないろステーション開所（若松）
1999年　存宅介護支援センター開所（若松）
2000年　ヘルパーステーション関所（若松）、きたかた居宅介議支援事業所開所（喜多方）
2004年　デイサービス併設型宅老所：小規模多機能施設あおぞらハウス開所（若松）
2005年　デイサービス併設型宅老所：小規模多機能施設グループハウスすわ開所（喜多方）
2006年　若松第1地域包括支援センター開所（若松）
2007年　会津若松診療所付属健康づくりセンター開所、会津若松市介護予防教室事業開始
2008年　医療生協デイサービス春風開所（若松）、医療生協デイサービスわかば開所（喜多方）
2009年　会津若松市特定高齢者通所型介護予防事業開始（現在の二次予防事業）

■会津医療生協の概要（2015年1月現在）
組合員数：1万2094人、職員91人、支部16、班135（班会開催は年間約360回）
事業所：診療所2、ヘルパーステーション1、地域包括支援センター1、
在宅介護支援センター1、訪問看護ステーション1、通所介護2、
デイサービス2、有料老人ホーム2、居宅介護支援事業所1

3　言葉を唯一の武器として

いのちのふるさと

めぐる季節は
ふるさとの山野を
あざやかな新緑にそめ
さわやかな初夏へと移ってゆく
いつもなら、そこには
ゆるやかな時の流れが
遠い潮騒のように響いていて
牛たちはのどかに草を食み
早苗は風にゆれて
水面にやさしい影を写していた

会津医療生協の発行するニュース「輝くいのち」2011年7月号の、3・11東日本大震災特集のページに、2面を使って前田新《あらた》さん（75歳）の詩「いのちのふるさと」が掲載された。

故郷に優しく抱かれて人は生まれ、あふれる愛に包まれて育ってきたが、福島第一原発の事故が起こり、故郷は「死の国」になった。詩ではそうした情景描写が続き、最後に前田さんは心底から言葉を絞り出して書いている。

悔し涙がぽろぽろと流れ落ちる
すべてのいのちを奪っても
利益をあげ、繁栄と呼ぶものを
求めつづける傲慢な思想
そこに人間の未来はない
ああ、わがいのちのふるさとよ

地震や津波の災害は天災であり、諦めざるを得ない点もあるが、安全神話でだまし続けてきた原発事故による災害は、明らかな人災である。しかし、東電や政府の誰もが責任を明確にせず、利益だけを求め続ける傲慢な思想は、反省することもなく拡がるままである。それは人間の未来を否定するものであると、前田さんは強く訴えている。

この思想は、日本における最初の公害である足尾鉱毒事件において、鉱毒が集中した谷中村の貧困にあえぐ農民と寝食を共にし、ついには過労で病に倒れ亡くなった田中正造に通じるものがある。田中正造は言った。

「真の文明は　山を荒らさず　川を荒らさず　村を破らず　人を殺さざるべし」

これを今の福島に置き換えれば、原発事故による放射能により、どれだけ広い山や川を汚染し、たくさんの人々を避難させ、福島県では津波の犠牲者を超える震災関連死を出し続けていることは、真の文明とは言えず、こんな状態を続けていると人間の未来はないことになる。

資本の論理によるあくなき利益の追求は、足尾鉱毒事件から水俣病、イタイイタイ病や各地の喘息など、形を変えた公害として次々と発生し、そして福島原発事故へとつながっている。そのことをじっくり考えさせる詩である。

会津美里町を訪ね

２０１５年1月上旬に私は、会津若松駅からＪＲ只見線に乗り、20分ほどで大沼郡の会津高田駅に着いて下車した。若松では小降りの雪が、高田では吹雪になり横殴りに雪が飛んできた。駅前にタクシーがあるものと思い込んでいたが、1台もない。やむなく近くで雪かきをしている人に教えてもらい、地元のタクシー会社へ連絡し、やっとのことでタクシーが来たので前田さん宅へと走ってもらった。予定を1時間ほど遅れていたが、雪の降りしきる中で前田さんは、大きな木造の家の前で待っていてくれて恐縮した。居間のこたつに冷たくなった両足を入れて暖をとると、「名刺替わりです」といって4冊の自著を並べて話しはじめた。

「中学生の頃に雑誌をつくって、自作の詩や小説を載せるなどしていました。高校生の時に松川事件があり、そのとき出版された松川詩集を読んで感銘したことを今でも覚えています。26歳のとき町議選に出て、自分は当選するとは思っていませんでしたが議員になり、それから農業をしつつ8期も務めました。

ところが61歳のときに脳梗塞をおこし、左半分が不自由になり、議員も辞めたものですから時間ができ、農作業の傍らパソコンを使って、好きな詩や小説や評論などを書いては本にしてきました。工夫すれば右手だけでトラクターも運転できるし、草刈りをすることもできます。わが家の3反の畑でこの落花生も育てたものですから、安心して食べてください」

こたつの板の上には、奥さんが宣伝紙を折ってつくった容器があり、そこに大粒の落花生が山盛りに入っていた。私の好物なので皮のまま口にして噛むと、程よい甘さが口の中に広がった。

会津医療生協との関わりについても前田さんは話してくれた。

「会津医療生協設立の前から私は、運動に関わってきました。出資を他の人にも呼び掛けたりしましたが、会津若松市で5～6年は設立できずにいました。そうしているうちに喜多方市で革新系の市長が誕生し、若松でなく喜多方にまず医療生協をつくろうという話も出たことがあります。それでもどうにかして若松に診療所をつくり、会津医療生協のスタートを切ることができました。資本の横暴に対する防御として、医療生協を含めて協同組合の役割があります。格差社会の広がるおかしな世の中が進む今こそ、協同組合とは何かの原点に立ち返ることが大切ですよ。

21世紀のこれからは、資本主義がどのように発展していくのか大きな問題で、そこでは富の再分配が1つのテーマとなり、協同組合の役割がこれまで以上に重要となることでしょう」

協同組合とは何かと考えると、わかっているようでわからないことも少なくない。農協の中央組織を解体する議論もあり、今こそあらためて協同組合運動とは何かを考えなくてはならないとの大切な指摘である。

話は原発事故のことにもおよんだ。

「私たち農民は、田畑や水など自然との深い関係の中で暮らしています。そのため4年前の原発事故は、第二次世界大戦のときの広島や長崎の人たちと同じ衝撃を私は受け、放射能の汚染という最悪の人災を被っています。

原発事故による影響は未知なことが多く、福島県民の多くは人体実験を強いられていると受け止めることもできます。いくつもの現象に注意しつつ、人類が放射能と共存できるのかできないのかについて見極めることが大切で、経済面だけでなく人類として根本のことを見失ってはいけないはずです。20世紀は原発を増やしてきましたが、21世紀は自然エネルギーを含めて他の方法を追求すべきですよ」

まったく同感である。人は誰しも健康に暮らし、自然や文化などを楽しんだりして豊かな人生を過ごす幸福追求権を持っている。それを否定することは絶対に許されないことで、今の技術や科学では管理できない放射能汚染の拡散は、その最たるものである。

大地といっしょに生きてきた前田さんの言葉は、一言ひとことに重みがあった。

「簡単に殺されてたまるか」

その晩ホテルに戻った私は、もらった詩集『一粒の砂　フクシマから世界に』(土曜美術社出版、2012年)を開いた。震災後につくった24編が並んだその本を、作者の思いのエキスである「あとがき」から私のくせでまず読んだ。そこには次の一文があった。

「原発事故を防ぐことはできなかった。それはすでに晩年の位置にいる私の問題ではなく、次世代への負の遺産であり、人類の未来に対して、滅亡をも危惧される重大な問題だからである。(略)私は残余の人生のすべてを、核兵器廃絶とともに、原発を、福島県だけでなくわが国の、いや全世界の原発を廃炉にすることに、微力ながらかかわって生涯を終わりたいと決意した。それはこの時代を生きた人間としての義務だと確信する」

前田さんの、ゆるぎない信念と確かな誠実さを感じることができる。

本文の詩は、声を出してゆっくり読んでみた。その1つが「見えない恐怖のなかでぼくらは見た」で、タイトルの横には、「記憶せよ、抗議せよ、そして生き延びよ」と井上ひさしさんの言葉を添えてある。

見えない恐怖に脅かされて
4カ月も過ぎたいまも
ぼくらは、ふるさとの町を追われたままだ
レベル7、その事態は何も変わっていない
何万という家畜たちが餓死していった
人気のない村に、その死臭だけが
たちのぼっている

ホテルの窓の外には、舞い散る雪の向こうに会津若松の街並みがぼんやりと見える。音読していると、死臭が部屋の中に一瞬漂ってくるかのようであった。

かつて、国策によって満州に追われ
敗戦によって集団自決を強いられ
幼子を棄てて逃げ帰ってきたふるさと

そして苦闘のすえに築いた暮らしを
あの日と同じように、一瞬にして
国策の破綻によって叩き壊された

満州からの引揚者である前田さんの親類は、戦後は福島において農業を営んできた。その農業を原発事故による放射能が襲った。

「見えない恐怖のなかで　ぼくらがこの眼で見たものは　それでもなお　原発は続けていくという恐怖の正体」だった。

これだけの被害を与え、さらに事故原因も不明なままで対策も不十分なのに、再稼働や建設中の原発を完成させる動きがある。これは恐怖そのものである。しかし、その恐怖に打ちのめされたままでなく、人間らしく反撃して生きることを最後に力強く呼び掛ける。

よし、そうならば
ぼくらも孫子のために、腹をすえてかかる
かつての関東軍のように、情報を隠し
危ないところからは、さっさと逃げ帰って
何食わぬ顔で、安全と復興を語る奴らに
そう簡単に殺されてたまるか
なかまよ

岩壁に両手の爪を突き立ててでも必死になってよじ登り、どんなことをしても生き延びてやる気迫を感じる。

なおこの詩は、２０１１年7月18日付で農民連の「しんぶん農民」に掲載され、各地の脱原発集会で朗読された。また同年10月に、アメリカのある大学で開催された福島関連の会議で紹介されて話題となり、それがきっかけとなって英訳ができ、さらにはポスターにもなって広がりつつある。

「いのちがけのたたかい」

詩集の中には「言葉」の詩があり、フランスの詩人ポール・ヴァレリーの「精神の目とは、すなわち、言葉である」を冒頭に添え、以下の文からはじまっている。

逃げますか
それとも
ここで生きますか
と、問われて
私は一瞬、言葉につまる
冷静に考えるなら
ここは逃げるのが
もっとも妥当な選択なのだ

長い人生において、どちらかを選択しなくてはいけない岐路に立つことがある。あまりにも相手が強大なときは、その場から逃げることも有意義な方法だろう。しかし、ときとして自らの信念に従い、確かに生きた証を残すためにも、悩みに悩んだ末に、逃げずにその相手に正面から立ち向かう決意をすることがある。

この詩は、以下のように結んでいる。

逃げることもできるが
奪われた土地を取り戻すために
私はこの地に生きて死にたい
わが祖先とともにここでたたかいたい
それはいのちがけのたたかいになる
たたかいを挑む私の手に
武器とよぶものは何もない
精神の目　すなわち
言葉だけだ

言葉には、剣や核兵器のような鋭い殺傷能力はない。しかし、聖書では「言葉は神であった。万物は言葉によって成った」とあるほど、他にないすごい力を秘めている。日本国憲法第9条の戦争放棄の言葉によって、戦後70年間もわが国は、一度も戦争に巻き込まれず1人も殺すことはなかった。

その言葉だけを手にし、巨大な原子力ムラに前田さんは立ち向かっている。詩とルポルタージュという違いはあるが、言葉に魂を入れ思いを文にして読者へ伝えることは私も同じであり、この詩は全身を熱くしてくれた。

自然・いのち・くらし展

2015年2月に会津若松市で、「『原発と人間』市民フォーラム（パートⅡ）どうする！ 自然・いのち・くらし―原発事故から考える―」が開催となった。同実行委員会が主催し、福島県自然保護協会、福島県うたごえ協議会が協力し、会津若松市、同市教育委員会、あいづふるさと市町村圏協議会、公益財団法人会津若松文化振興財団、福島民報社、福島民友新聞社が後援した。

趣旨は以下である。

「東電福島原発事故から4年が経とうとする今でも、事故による被害は拡大し、生活や健康への影響が深刻化しています。原発は、紛れもなく人類の未来に禍根を残すものとなりました。この事実をいかにとらえ日常をどのように未来へつなげるべきか、私たち自らの生き方が問われています。自然との関わり方はどうあるべきで、いのち・くらしを守るとはどういうことなのでしょう。科学・技術、エネルギーと環境、いのちと健康など、関連領域の知見から広く学び、原発と人間についての理解を深めます。多くの市民のみなさんと共に考え、未来への選択の第一歩としましょう！」

3日間の期間中に、会場のロビーには「自然・いのち・くらし展」の特設展示場が設置された。そこには漫画家ヒサクニヒコ展や、福島民報による報道写真パネル展「福島の記憶」などと同時に、前田新展として先に紹介した詩「見えない恐怖の中でぼくらは見た」が展示された。

4　復興支援を伝えて

会津医療生協の復興支援の取り組みを、機関紙「会津医療生協ニュース」から紹介する。

2011年7月

母としてこの震災に

私と夫、3歳と9カ月の2人の子どもの4人家族です。今回の震災では原発の状況が不安で、半月ほど県外の親戚宅に避難しました。今もとても不安です。政府も東京電力も情報をきちんと出してほしいし、原子力発電の廃止を真剣に考えてほしい。私自身、自分が今まで真剣に考えてこなかったことでこんなことになり、子どもたちの将来を思うと胸が痛みます。私にできることは、少し昔に戻ってなるべく自分の手足を使って、何かをする生活に変えていくことでしょうか。子どもたちにも、そういうことを楽しめる人間になってほしい。そうすれば原発はきっとなくすことができます。

私の住むアパートにも避難家族が入居しました。小さいお子さんもいて、この2カ月間はどんなに大変だったことでしょう。私たち家族も、今までいろんな方々に助けられてきました。被災地に行って何かすることはできませんが、「友だちがいない」というママの話し相手になれればと思います。（会津若松市　岩田葉子）

２０１１年10月

自転車に乗って平和を訴えました‼　福島県民医連ピーチャリ企画——会津から５名参加

ピーチャリとはピース（平和）チャリンコ（自転車）の略で、県内の医療生協で働く職員が集まり、自転車に乗りながら平和を訴える企画です。大震災・原発事故とダブルパンチをうけた福島県での今回の企画は、約50名の参加で「フクシマで生きていきたい〜ＮＯ原発〜」をスローガンに、海岸沿いを中心に20㎞走行しました。原発に近いため復興が遅れ、まだ津波の爪痕が残る地域もあり、早期の復興とノー原発の思いをあらためて強くした１日でした。

放射線量計無料貸し出し中

広島中央保健生協から放射線量計を２台いただき、本部ときたかた診療所においてあり、希望の方に１泊で貸し出しています。

２０１３年１月

生協大会

10月31日に開催した生協大会は、「絆で復興‼　ふくしまＳＴＹＬＥ」というテーマでした。清水修二氏（２０１２年国際協同組合年　福島県実行委員長）の、記念講演「原発とは結局なんだったのか〜いま福島で生きる意味〜」の熱弁に圧倒されました。その中でも印象的だったのが、チェルノブイリ事故との対比で、日本の特殊性から考え、現状の問題点を考慮した上で提示された次の責任論でした。「今回の原発事故の責任の４割は東電（明らかに人災）、３割は国（安全審査は国の責任）、２

割は自治体（誘致した責任）、１割は国民（原子力は国民の選択！）」

特に最後の「国民の責任」はズッシリと胸に響きました。今後の脱原発運動を進めていく上でも、常に肝に銘じておかなければならないことだと思いました。（きたかた東支部　佐藤節雄）

11・11原発なくせ全国統一行動　会津若松や喜多方で多彩な行動

全国統一行動に呼応して、会津若松市七日町市民広場と喜多方市のコープひがし店前で集会がありました。短い準備期間でしたが、若松会場には、磐梯、坂下、美里の各地から約１００名が参加しました。富岡町からの避難者を先頭に、渡部愛子理事長も含め10名の方がリレーで意見表明をおこない、詩の朗読や参加者全員での合唱の後、「若松からのアピール」を確認しました。集会後は、野口英世青春通りから市役所や神明通りを、太鼓や鈴などを鳴らしながらパレードをおこない、市民に反原発をアピールしました。

喜多方会場では、約40名の参加者で原発ゼロをリレーで訴えながら、署名と募金に取り組みました。午前と午後の行動で、原発ゼロめざす署名が約２００筆集まりました。

新しい食品放射能（セシウム）測定装置を設置

日本生協連から福島の子どもたちの健康を守るため、新しい食品放射能測定装置が寄贈されました。新しい装置は従来の簡易モニターと違い、測定したγ《ガンマ》線グラフで表示することができます。このγ線グラフ表示機能を用いて、セシウム１３４、セシウム１３７、カリウム40の核種の存在を判定します。

また、測定値からバックグランド及び他核種による影響を差し引き、食品1kgに含まれるセシウム等3核種の放射能濃度を表示することができます。結果は検出と不検出の判定結果と、測定したγ線グラフを印刷して渡します。

この機種はチェルノブイリ製で、国民生活センターや県内の各自治体でも使われていて、NHKスペシャルでも紹介されている測定装置です。

2013年4月
被災地福島は収束していない――生協いいの診療所所長　松本　純

福島県の現状は、人口動態にどのようにあらわれているのでしょうか。2012年11月から福島県への転入が転出を上まわり、少子高齢化の自然減を埋め合わせるほどではないが、社会的には増加に転じたことが報道されました。しかし、ここで留意すべきは2点で、まず1つは流動の振幅が大きい中での転入が少し上回った事です。この春3月から4月にかけて、入学・卒業や就職・退職といった人口の移動する季節を迎えます。この機会に帰る予定との話もありますが、逆にこの機会に引っ越すとの話もまた聞かれます。おそらく、ともに原発事故がなかったとしたらこれほどではないはずで、多くの行く人来る人の中での差引き微増であります。

もう1つは「放射能が心配で居たたまれません。すみません」と、泣く泣く転出していく人はめっきり少なくなりました。準備して条件を整えて、いわば満を持しての転出です。また帰り来る人にとっても、放射能の話題については心なしか言葉が少なかったです。このように家族・親族や旧知の間柄でも、さまざまな思いのなかに放射能汚染の陰が見え隠れしながら、まとわりついて晴れればれとしていません。

避難を指示され住む所を追われたおよそ10万の人たちの多くは、自主避難地域とされた福島・郡山・二本松など、福島県中通り地方の都市部や会津地方で避難生活を送っています。あわせて195万人の私たち福島県民の安心・安全を取り戻すために、子どもの健康は最重要課題です。原発事故当時18才以下だった福島県民36万人を対象とした甲状腺エコー検査は、3年目の今年中に全員行きわたらせる計画で進めています。

しかし、小さい子どもさんを持つ親御さんの心配は尽きません。福島市医師会は、地域で気軽に甲状腺エコー検査を受けることができる体制づくりを呼びかけています。先ごろ私の勤務する生協いいの診療所でも、2年先の経過観察までの間や19才以上で検査を希望する人へ、甲状腺エコーをおこないました。小さい結節や嚢胞《のうほう》は半数以上と高率にみられましたが、画像を示してその場での説明がなによりの安心につながるものと思われました。放射線障害と甲状腺がんについての医学的解明には、これから長い年月をかけて医学界をあげて取り組まなければなりません。

それにつけても、ほんとうの収束の見込みもおぼつかない原発事故現場に、福島県民としてはオチオチしていられません。にも拘らず、全国的には原発再稼働の動きや、さらに再登場した安倍政権は、こともあろうに原発の増設・新設の発言です。昨年私は、チェルノブイリ原発事故の視察ツアーに参加しました。事故原発から300m地点の観光用モニュメンに立ち、そこは10μSv／hが振り切れるほどの高い放射線量を示しました。今なお立ち入りが制限されている周辺農村部に対して、100km

ほど南方の首都キエフは、車と商業用看板があふれてたいへんにぎやかな街です。そしてウクライナの国の原発依存度は40％を超えて、環境汚染物質も深刻な問題となっているので、この現実もまたチェルノブイリの悲劇と言えるのではないでしょうか。

被災地福島県民の1人として、県内10基の原発はすべてを廃炉にし、日本の政府には原発ゼロにする政治決断をせまりたいと思います。

2013年10月

大熊町から会津若松市内の仮設住宅に住んでいるご夫婦（夫82歳、妻75歳）から、話を聞きました。現在の生活状況については、集会所を通して話し合いがもたれているので、特に不便なことありません。部屋には住んでいたころの家や、離れ離れになった家族の明るい笑顔の写真がたくさん貼ってありました。農業をされていたとのことで、農作業の楽しさをたくさん聞いてきました。会津の気候とは大違いで、1月からハウス作業をはじめ1年中通して農作業ができたことなど、話しをされている時の目は輝きと郷愁に満ちていました。

深刻なことより今の楽しみで、例えば仮設住宅の敷地内に畑をつくって楽しんでいることや、趣味や、お孫さんのことなどを話していました。この方たちは、災害や原発などの起きてしまったことより、現在を大切に生きていると考えさせられました。原発事故のことは何も語らずとも、深い悲しみを抱えていることに変わりはありません。壁の写真が語りかけていました。

２０１４年７月

「生業を返せ、地域を返せ……」福島原発訴訟原告団に参加して

前政権の時に原発事故の収束宣言をし、現政権は原発の汚染水はいかにもコントロールできているように外国へもアピールしています。

実際はどうでしょう。多核種除去設備（ＡＬＰＳ）の故障により汚染水を安全に処理できない状況や、地下水が流れ込まない仕組みづくりに手間取るなど、綱渡りの作業が続いている現状です。会津は福島第一原発から直線距離で約１００km位離れていますが、事故以来放射能が頭から離れることはありません。ここ会津でも放射線の測定値が高いところは除染をしたり、幼児の洗濯物を外に干すのをためらったり、家庭菜園づくりを控えたり、収穫したものを食べるときは皮をむき必要以上に洗ったりと、私たちの生活のあらゆるところで放射能を気にするようになりました。

原発事故は今でも私たちの暮らしに何かと深く関わりがあることは、「子ども・いのち・くらしを守らせる１００万人署名」に多くの人たちが、快く応じ協力したことからもわかります。「なりわい訴訟」で原発事故を風化させないこと、国と東電にきちんと責任をとってもらうことを目的に、原告の１人に加わりました。１人でも多くの人の参加により、私たちの思いを届けたいものです。ぜひみなさんも参加して下さい。（西澤裕子）

２０１４年10月

被災地視察

はじめて被災地を見学しました。バスを降りた途端に絶句です。目の前は人々で賑やかだった富岡駅です。いまだにホームの屋根は剥がれ、鉄骨がだらりと下がったままです。辺りの民家には今も車が突っ込んでいます。店舗の時計は2時47分のまま傾いています。

地震や津波の被害地では、整地や住宅建設など少しずつ進んでいるのに、ここは高放射線量のため取り残されています。全く人のいない街は不気味な静けさでした。

最先端科学と言われた原発も、事故処理はドロナワと思わざるをえません。まさに原発は綱渡りなのです。人と故郷を奪われた悲しみに、少しでも近づけた今回の見学でした。(会津若松市　津田靖子)

2015年1月

原発事故がもたらした放射能汚染は、ここ会津にも生命・健康への不安を抱かせ、いまだ安心して生活できない状況です。城北支部ではこれまでに4回、地区の放射線量を測定しマップに記す作業をしてきました。

公園から小学校への通学路は、2011年10月には高いところで3・8μSv／hもあり驚きました。今回の測定で公園は0・14μSv／hでしたが、民家の雨どいの下はいまだに0・62μSv／hとまだまだ高い数値でした。また今回の測定では、どこも地面の上よりも高さ50cmの方で高い数値がでました。これは放射性物質が、空気の流れに乗って動いていることだと思います。

放射性物質がこの先、生活や生命にどのような影響を及ぼすか注視していくことが必要です。マップに記録することは、将来子どもや孫たち、そして医療のためにもきっと役立ちます。決して収束していない原発事故なので、これからも注意深く情報を得て、測定を継続していくことが大切だと話し合っています。（城北支部　星　明美）

◇◇◇◇◇◇◇◇◇◇◇◇◇◇◇◇◇◇◇◇◇◇◇◇◇◇◇◇◇◇◇◇

会津医療生協の活動する地域では、浜通りや中通りほど放射能による汚染が少ないこともあり、福島県内にある他の4医療生協ほど組織的な復興支援を多く継続しているわけではかならずしもないが、署名などできる範囲で工夫して取り組んでいる。またこの本で紹介することは残念ながらできなかったが、ふくしま復興共同センターの1つである会津共同センターに協力し、避難者を励ます集いなどに職員や組合員が参加している。

第6章

被災者まるごとの健康を

——健康民権運動

楽観できない被災者の現実

東日本大震災から丸4年がたち、被災者の現状を調べたいくつもの貴重なデータがマスコミで公表された。

2015年3月6日のNHKは、岩手、宮城、福島の小中学校531校でアンケートを実施し、震災前と比べ学力や発育の状況は、「大いに変化が見られる」と「どちらかというと変化が見られる」で31%あった。どのような変化か複数回答で尋ねると、体力の低下77%、学力の低下36%、太りすぎや痩せすぎが35%であった。

そのうち福島県では、アンケートに答えた学校の半数が子どもの体力が低下しているとし、「変化が見られる」と答えた学校に限ると、実に93%が体力の低下を指摘していた。

2015年3月8日のNHKは、仮設住宅などに暮らす約1万人から早稲田大学と共同で回答を得た内容を報じた。「生きていることがつらいと感じることがあるか」の問いには、よくある11・3%、少しある32・2%で、計43・5%が生きることがつらいと感じている。

マスコミは2020年の東京オリンピック関連を連日流し、あたかも東日本大震災はすでに復興しているかのようにとらえている人もいるが、こうしたアンケートからみる被災者の現実は、決して楽観できるものではない。

福島に多い震災関連死

２０１４年12月26日の復興庁発表による震災関連死は、岩手県４４６人、宮城県９００人、福島県１７９３人、他県を含め計３１９４人である。ところで警察庁発表によると２０１５年３月10日現在、岩手県は死者４６７３人と行方不明１１２９人、宮城県は死者９５３９人と行方不明１２４９人、福島県は死者１６１２人と行方不明２０２人であり、他県を含め計で死者１万５８９１人と行方不明２５８４人になっている。

福島県だけでみれば死者より震災関連死が多く、関連死の数はまだこれから残念ながら増えていく。そのため震災は決して終わっておらず、現在も進行中であり復興までにまだかなりの時間がかかるとみるべきだろう。

ところで２０１５年３月10日の『東京新聞』では、福島県における市町村の認定する震災関連死は１８８４人で、そのうち避難の影響で病死や自殺した人の原発関連死は、65％の１２３２人と発表した。地震や津波の天災だけでなく、福島では放射能汚染の人災が重なり、被災者の命や健康にダメージを今も与え続けている。

被災者の住まい

避難・転居している被災者の生活環境は、住居によっても大きく左右される。避難者の総数は、復興庁によると２０１５年２月12日現在22万８８６３人で、住宅等（公営、仮設、民間賃貸等）20万9862人、親族・知人宅等1万8507人、病院等494人いて、福島県では住宅等7万1477人、親族・知人宅等2643人である。

まだこれだけ多くの方が避難していることに驚くと同時に、親族・知人宅等にもかなりの方が身を寄せている。いくら親しい間でも、4年間もの同居は双方に多大なストレスとなっているのではないだろうか。

多くの被災者は、震災直後の避難所から仮設住宅に移り、現在は復興公営住宅に移転しつつあるが、復興住宅の建設が大幅に遅れ、仮設住宅から出る目途がまだつかなくて、不安をつのらせている人は少なくない。ところで応急仮設住宅が正式名称の仮設住宅は、災害救助法に基づき2年間の使用を目安に簡単な住宅をつくり、一時的な住居の安定を図るものである。しかし、東北での今回の震災では期限が毎年延長されている。財務省の減価償却資産の耐用年数に関する省令によれば、仮設住宅の期限は7年となっているが、それもオーバーして暮らす人が出そうである。

被災者の意識

2014年4月に福島県避難者支援課は、同年1月〜2月に郵送でおこなった福島県避難者意向調査を発表した。福島県からの避難者を対象に2万680世帯から回収し、回収率は35・3％であった。

第1に、現在の生活で不安や困っていることは、住まい、健康、仕事・生活資金が極めて多く、自分や家族の身体の健康、心の健康、放射線の影響、栄養・食生活のことなど、健康に関する不安の多さが目立つ（図3参照）。

図3　現在の生活で不安なこと・困っていること〈避難先別（県内・県外）〉

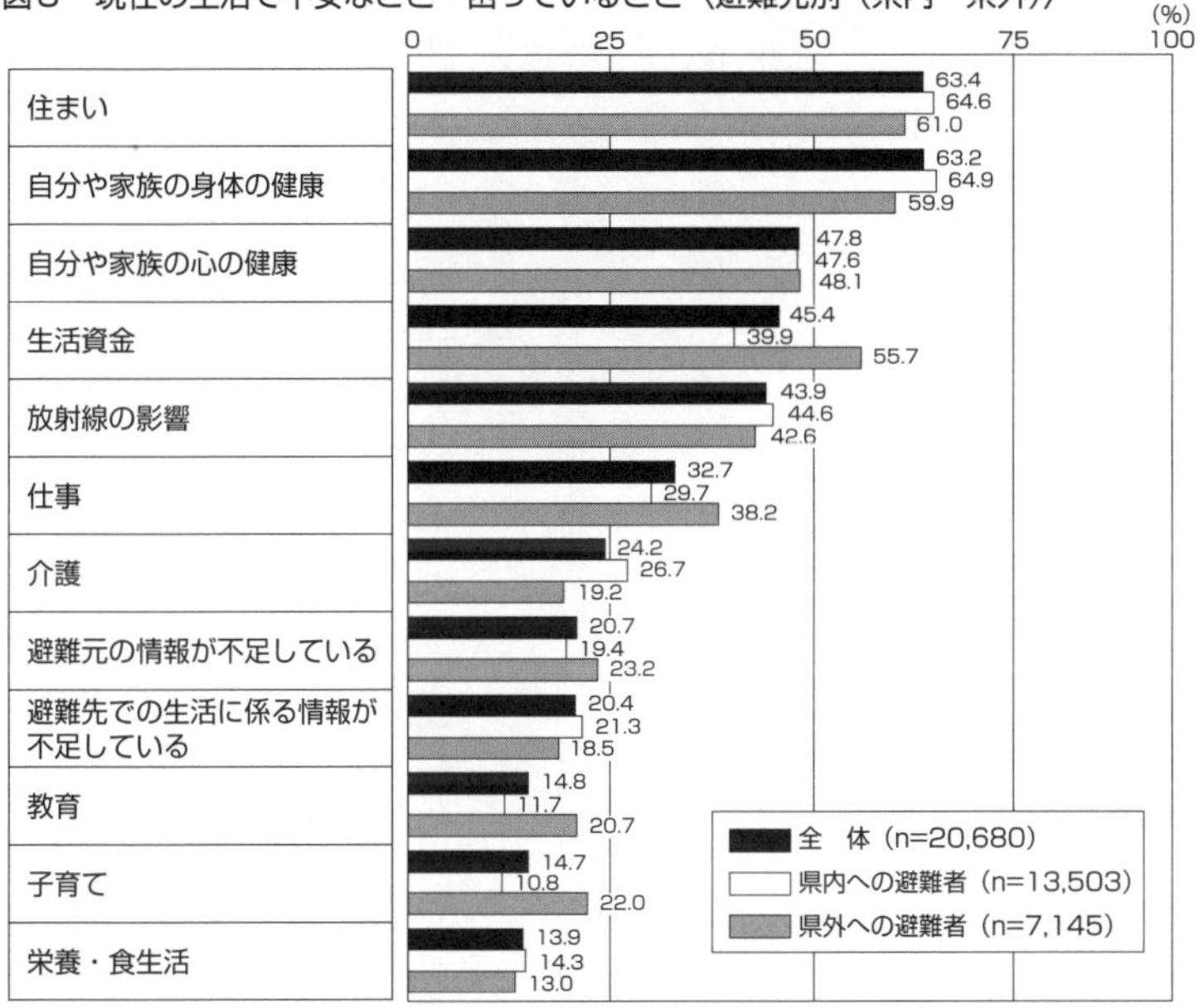

第2に、体調の悪い人が多く、その内容が問題である。何事も以前より楽しめなくなった、よく眠れない、イライラする、憂うつで気分が沈みがち、疲れやすくなった、孤独を感じるなど、どれも4割をこえている。

第3に、帰還や生活再建のため必要な支援内容では、放射線に関する正しい知識の提供、健康や福祉に関する支援、農作物の安全に関する支援など、ここでも健康や食に関わる項目のウエイトが高い。

健康と医療福祉生協

被災者の求める健康とは、単に病気や怪我をしないことだけではない。健康の概念を幅広く理解するため世界保健機構（WHO）憲章では、「健康とは、病気でないとか、弱っていないということではなく、肉体的にも、精神的にも、そして社会的にも、すべてが満たされた状態にある」としている。先に触れた福島県避難者意向調査にみる被災者の求める健康は、この肉体的・精神的・社会的な3側面からとらえることが大切だろう。

こうした考え方は、日本国憲法第25条の生存権や、平和主義の第9条と幸福追求権の第13条が活きる社会の実現をめざす、医療福祉生協の以下の理念にも通じる。

「健康をつくる。平和をつくる。いのち輝く社会をつくる。そのために地域まるごと健康づくりをすすめます。地域住民と医療や福祉の専門家が協同します。多くのひとびとの参加で、地域に協同の〝わ〟をひろげます」

これらの主体となる医療福祉生協について、日本医療福祉生協連が２０１３年に策定した「医療福祉生協のいのちの章典」は、以下のように解説している。

「医療福祉生協は、地域のひとびとが、それぞれの健康と生活にかかわる問題を持ちよる消費生活協同組合法にもとづく自治的組織です。医療機関・介護事業所などを所有・運営し、ともに組合員として生協を担う住民と職員の協同によって、問題を解決するための事業と運動を行います」

この本で紹介させてもらった福島県における5つの医療生協における復興の実践は、放射能汚染の対応だけでなく、健康チャレンジのように日常の運動を含めた取り組みもあれば、社会病理と位置づけて社会のゆがみによる構造的な災害としてとらえるなど幅が広い。医療福祉生協の理念や「いのちの章典」の考えに沿って健康を総合的にとらえ、できるところから協同を大切に対応している。

興《おこ》れ！　健康民権運動

かつて明治時代の初期から中期にかけ、薩長藩閥政府に抗し憲法の制定、議会の開設、地租の軽減、言論や集会の自由の保障などを掲げた自由民権運動が、高知県や福島県などで激しく燃え広がった。自由こそが社会を構成する民衆の大切な権利であるとし、大きな世直しを展開して今日の日本社会にもその理念はつながっている。

大災害の後では、どのような社会にするのかを含めて復興のあり方が鋭く問われる。今の安倍政権が最重視している経済はもちろん大切であるが、それはあくまで1つの側面だけであり、そもそも経済活動は豊かな社会をつくる一手段で、目的では決してない。あくまで目的にすることは、コミュニティを支えている一人ひとりの身体の健康であり、精神の健康であり、そして人々が人間らしく安心して暮らすことのできる地域社会の健康である。

ところが残念ながら現実は、問題が少なくない。国家の税収額に近いわが国の医療費は、国民の不健康の多さを示しているし、うつ病や引きこもりの増大や、先進諸国で高い自殺率などは、精神の不健康さを如実に物語っている。さらに大都市への人口や富の集中は、地方の過疎化や貧困化を促し、同時に過密な大都会は人間的な生活環境をますます悪化させている。

こうした不健康な状態が以前から全国各地で発生し、今回の震災で東北の被災者や被災地により顕著に表れた。多方面で不健康をつくり出している根っこは同じであり、福島の5医療生協が展開している被災者のまるごと健康づくりは、全国における一人ひとりの地域まるごと健康づくりのヒ

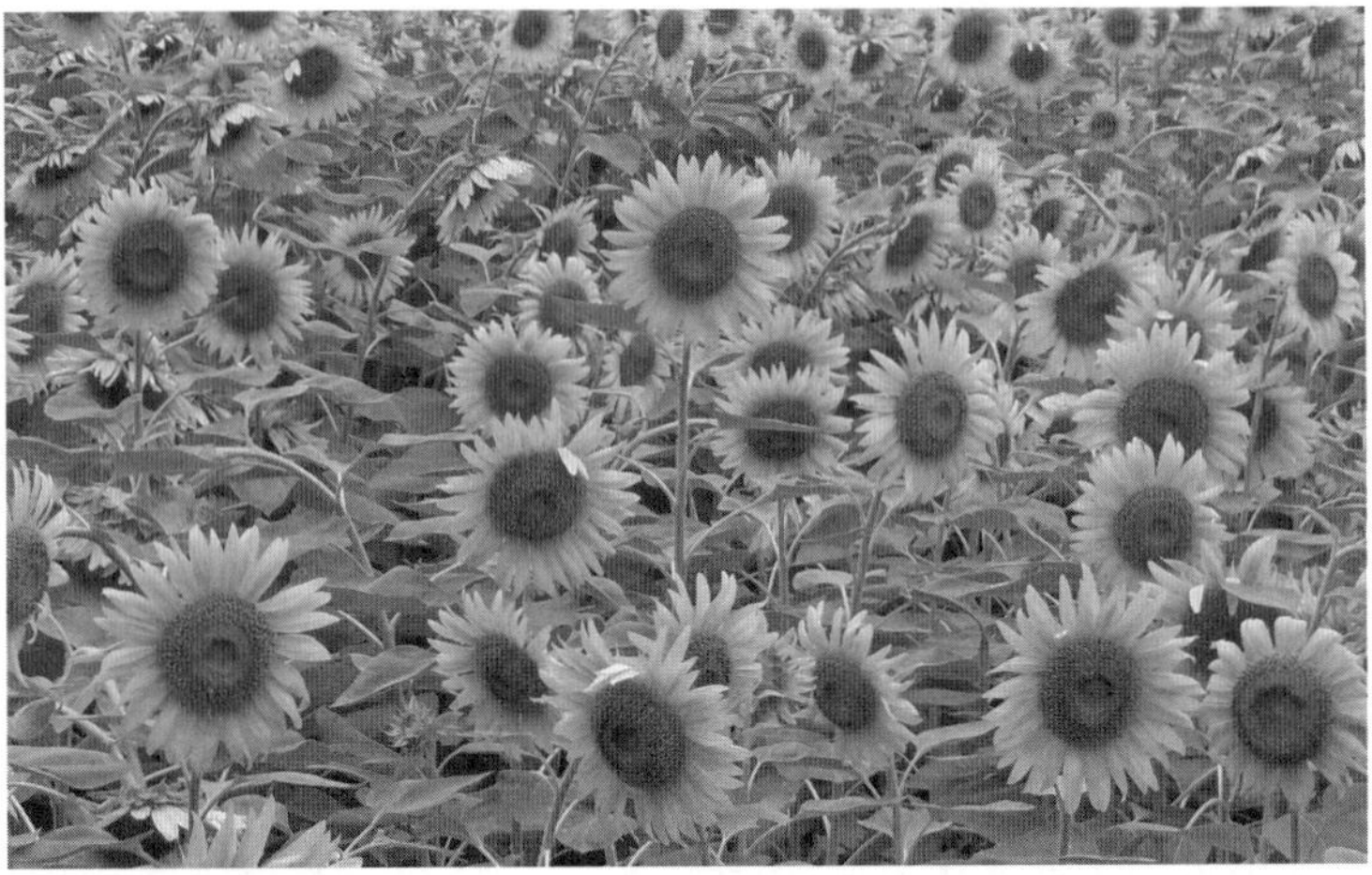

福島に咲きほこるひまわり

ントになる。

このため別の表現をすれば、福島で復興に取り組んでいる人たちは、いずれ全国でも起こりうる先進事例を困難な中で今切り拓いており、他の地域で復興を支援している人たちは、被災地が可哀想だから支援するのでなく、福島の教訓を学ぶ場として位置づけ、わが地元に活かすことが大切だろう。

肉体的、精神的、社会的な健康を守り発展することは、国民の重要な権利として位置づけ、一人ひとりの手で守り発展させる健康民権運動が、これまでになく大切になっている。

福島における5つの医療生協の健康民権運動が、さらに発展すると同時に、全国各地における地域まるごと健康づくりにもきっと役立つことだろう。

あとがき

２０１５年３月14日から18日まで、仙台市において第３回国連防災世界会議があり、世界各国から政府関係者や関連するＮＰＯなどが集まって活発に議論した。それと並行して一般市民も参加できるパブリック・フォーラムがあり、それに私は出席して多様な議論を聞かせてもらい参考になった。その１つが、私も所属する日本科学者会議の主催した「大震災の経験に学び、防災・復興のあり方を考える」で、兵庫県立大学防災教育センターの室崎益輝さんは、一律に巨大な防潮堤をつくり被災者を高台移転するなど、地域の復興哲学のない現状を鋭く追及し勉強になった。

仙台からの帰りに福島市で下車し、福島県立美術館で開催している東日本大震災復興支援の円空展を鑑賞した。水害で母親を亡くしたことがきっかけで、円空は仏像を彫るようになり、12万体つくりの願をかけ、各地を廻りながら作品を彫り人々に与えた。会場には高さ２ｍほどの大木に鉈《なた》で荒々しく刻んだものや、背丈が10㎝ほどで目や口を横線だけで表現したものまで約１００体あり壮観であった。どれも表情が異なるし、さらに円空は仏教徒だから作品は仏像だけかと思ったら、神社に祭る神像もある。このため現存する約５０００体の円空仏の多くは寺にあるが、神社に祭ってある像もそれなりにある。

要は災害から人々がのがれることを祈り、幸せを願う気持ちをきちんと像に込め、民衆に寄り添っているのであれば、形や飾る場所は違って良いとの考えだろう。

5年目に入った被災地の復興支援のあり方も、被災した一人ひとりに寄り添い、それぞれのまるごとの健康を願うのであれば、多様な方法があってしかるべきだろう。福島における5つの医療生協の様々な復興支援を見させてもらい、その感を強くした。

この本は被災地福島の大切な復興記録の1つであると同時に、他の地域での総合的な健康づくりのヒントにつなげていただければ嬉しい。本文中に登場していただいた方はもちろん、聞き取りをさせてもらったが、私の力量不足や紙幅の関係もあって記載できなかった方の協力もあって、この本はやっと完成させていただいた。

ほんとうにありがとうございました。

2015年4月21日　西村一郎

巻末資料

日本医療福祉生活協同組合連合会　東日本大震災ニュース（一部抜粋）

■No.1（2011／03／11）

本日、午後2時46分ころ宮城県沖を震源とする大きな地震が発生しました。各生協の状況は十分把握できませんが、現状把握できている情報は以下の通りです。

各生協は通信手段が回復次第医療福祉生協連に状況をご連絡ください。医療福祉生協連は、東京でも大きなゆれを感じ、全員机の下に避難しました。本部事務所は全員無事で、通常の業務対応をしています。

■No.2（2011／03／11）

一番の被害が想定される宮城県の2生協（松島医療生協、みやぎ県南医療生協）とはまだ連絡が取れません。青森・福島・山形・群馬・神奈川の生協ではライフラインの寸断から、患者・利用者の給食確保ができなくなっています。

医療福祉生協連は、野本常務理事を責任者とする臨時対策本部を設置し、情報収集と救援準備を開始しています。

西日本の生協は救援物資・人的体制など救援体制を準備してください。東北・関東甲信越の生協で比較的被害の少ない生協は、支援物資等受入の体制を準備してください。

■No.4（2011／03／11）

浜通り医療生協：小名浜生協病院：人的被害は現在無し。職員宅は海岸部を中心に数世帯倒壊、流出。津波でおぼれた方を数名収容。一名は到着時死亡確認。家が倒壊、流された家族が数世帯避難。ガス・エレベーターは復旧。断水状態、貯水槽で当面対応。駐車場を横断する亀裂。エアコン等がずれる。内壁に複数の亀裂。

■No.5（2011／03／12）

当面の対応方針

①福島医療生協を拠点に福島県支援に、庄内医療生協を拠点に宮城県支援に取り組みます。当面、救援物資支援に取り組みます。福島県内は福島医療生協に集中し、そこから福島県内の生協に届ける（あるいは取

りに来てもらう）こととします。宮城県の支援については、庄内医療生協を拠点にとりくみます。緊急に必要なのは食料です。また、飲料水・毛布なども必要です。

病院食事（ごはん（米）＝焚かずに水やお湯で使えるもの、缶詰、レトルトの魚、くだものの缶詰）、飲料水、カセットコンロ、コンロ用ボンベ、毛布など。

②各生協からの救援支援隊が向かいます。

本日、庄内医療生協から宮城県に向けて食料と水を積んだ救援隊が出発しました。道路事情の確認も目的の1つです。

明日、新潟、東京、会津から福島に、また埼玉から宮城に救援物資が向かう予定です。

③髙橋会長・藤谷専務が救援物資とともに宮城県に救援に向かいます。

3／13～16まで滞在し支援と情報収集にあたります。

3／13～14山田高齢者運動センター事務局長と江本広報担当は、東京保健の救援隊とともに福島に支援に向かいます。

・各生協のとりくみ

医療支援は宮城県を中心に行うこととし、その受け皿は民医連・坂病院となります。救援物資等は、当面各生協で届けていただくこととなります。高速道路は警察の緊急車両許可を取っていれば、東北自動車道を通ることができる見込みです。救援隊の寝袋や食糧は自前でご用意ください。災害義援金口座を開設しましたのでご協力をお願いします。

■No.6（2011／03／13）

福島県内生協は水が不足しています。

郡山医療は食料と飲料水が必要です。中期的には、全国の組合員によるお米の支援も呼びかけたいと考えています。

浜通り医療生協でも飲料水確保が深刻ですが、救援の水が届いて当面3日分は確保できました。職員の安全は確認できました。福島原発の影響が懸念されています。

福島医療生協は食料が不足しています。また、福島原発近隣の住民が近くに避難して来ていて、その健康管理への協力が課題になっています。放射線被ばく者への対応が必要です。

■No.8（2011／03／15）

海外からのお見舞いと激励メッセージ

「日本の地震被害を組合員たちと共に切なく思います。組合員たちが応援のメッセージを送る事にしました。ブゲ1支部代議員たちの応援メッセージを送ります。募金もはじめました。他の組合員たちの応援メッセージも到着し次第送ります。多くの方々が力を出してくだされば良いです。ありがとうございます。　仁川平和医療生協事務局長　ソン・ヨンソク」

「大津波と大地震のためにこれ以上被害が出ないよう、そして日本国、日本国民と被害者の皆様の一刻も早く安全を心よりお祈り申し上げます。言葉で表現できない大変困っている状況の時、フェクト・ネパールとして何かできることがあれば是非教えて下さい。スーマン・シュレスタ拝（フェクト・ネパール）

■No.9（2011／03／16）

・福島医療生協

東京電力第一原子力発電の爆発事故にともなう避難待機場所を訪問。13日〜14日にかけ組織部、組合員で地域訪問しながら避難施設の現状況把握活動を行った。

生協いいの診療所職員4名で診療の昼休憩時間に現地避難場所にでかける。避難場所のひとつ、川俣町南小学校にて早速活動開始。

■No.11（2011／03／18）

・郡山医療生協

外来・入院ともに継続している。入院は110ベッドを使用している。職員が20名程度泊まり込んでいる。通所介護、訪問リハビリは中止し、訪問介護・訪問看護は限定して提供している。近隣の医療機関で深刻な問題が発生しており、患者が流れてきている。薬は1週間処方。郡山市内では肺炎が発生している。近所の避難所には2000人程度の被災者がいる。避難所で医療が必要な方は生協のバスでピストン輸送しながら診察している。

・浜通り医療生協

原子力発電所に関する退避地域が変更になったため、人の出入りが可能となった。みなと医療生協からの物資が3／19に物資が届く予定。外来は閉鎖しているものの、慢性疾患患者が定期投薬希望で来院したり、救急の応対は行わざるを得ない状況。薬は1週間投薬で対応しているが入荷状況が不安。トイレの水は近くの池から汲んでいる。現在の入院数は118人。今後の原発動向も考慮し、患者の転院について考えなければならない。

・福島医療生協

１３０人の被災者が外来を受診しています。家を流されて避難してきた小児の入院が発生しています。人工透析を必要とする被災者の方を28人受け入れることになり、１台の機械で１日に２人おこなっているところ、スタッフの頑張りで稼働時間を延長し、３人におこなっています。

患者さんの内８人は当面の滞在先が確保できず、組合員ルームを開放することにしました。研修医を含めた５人の医師を中心にチームをつくり、９つの避難所を訪問しています。

理事と支部長連名のお見舞い文書を持って組合員訪問を開始しました。「近所隣りとの助け合いがあります。原発への怒りは大きく『無くす運動をしよう』という声が沢山ありました」との報告がありました。

別の理事は、渡利支部の運営委員さんと協力して、お茶会で把握している１人暮らし高齢者などに連日電話を入れて、困ったことはないか確認しています。病院に泊っている職員や子連れで出勤している職員、被災者の方の炊き出しをしている食堂は、「あったか食堂」と「元気の部屋」と命名。被災して二本松で被ばくチェックを受け、わたり病院に辿り着いた透析患者さんは、朝から何も食べていなかったと涙ぐんでいました。

■No.12（２０１１／03／19）

・福島医療生協

東高校に避難している方へ米15kg分のおにぎり、大鍋４杯の味噌汁、カットトマトとキャベツの塩もみをつくり、支援物資で届いたサンマの蒲焼２１０缶とバナナを届けた。また、午後に毛布、衣類、おむつ、菓子類を北高校に避難している人へ運んだ。医療生協わたり病院の丹治信夫院長を中心にチームをつくり、避難所を訪問。

■No.13（２０１１／03／21）

・郡山医療生協

理事長、専務理事、院長が、持ち家が使用不能状態で頑張っている５人の職員宅を訪問し、水や食品、ブルーシートやナイロン袋、見舞金を手渡し激励した。公立保育園児等を受け入れる拡大保育、就学児童を受け入れる学童保育の継続。３／18にライフラインが復旧。３／21に浜北医療生協と富山医療生協から送られた軽油をディーゼル車に給油し、小名浜生協病院に800リットルの水を搬送。

・浜通り医療生協

ライフラインのうち、電気・ガスは復旧しているが、水は依然断水し、回復の見通しは不明。水は浄水場まで汲みにいって対応してきたが、雨が降ると原発事故の関係から取りに行くことはできない状況。はるな生協、みなと医療生協から送られた水で凌いできた。

水不足に対して、3／21郡山医療生協・富山医療生協が水2リットル×400本を、浜北医療生協・富山医療生協からもらった軽油を使って緊急に運び込む。3／21福島中央市民医療生協が福島県生協連に緊急のお願いをして、コープふくしまに水とおむつを運んでいただいている。

現場職員は特別シフトを敷いて、慢性疾患患者対応、入院患者対応にあたる。介護福祉部職員は、利用者の安否確認とショートステイ、高齢者住宅等利用者を病院通所に避難させサービス提供。事務職員は、水とガソリンの確保に全力投球。理事の手配で3ｔトラックと水タンクを確保、職員のタンク提供もありピストン輸送。

・福島医療生協

医療生協わたり病院は、震災被災者や原発地域避難者のための被災者診療をはじめている。南相馬市41名、浪江町17名、双葉町3名、富岡町6名、飯舘村2名が来院。多くの方が、津波の被害を受けたり、原発地域からの強制避難を命じられたりした方々。16日は、医師を含む3名がグループをつくり、避難所を訪問。17日は医師5名を含む10名が避難所を訪問。18日までに被災地から受診された方は150名を超えた。うち人工透析をおこなった方は28名。透析室は2クールから一部3クールに拡大して対応。通院困難な方も多く、家族の方は、臨時的対応として組合員ルームから通院することに。

福島消防本部に給水の要請をおこない、10ｔの提供を受ける。上水道が福島市での一部の地域から徐々に再開。幼稚園や小学校休校のため、震災臨時保育「げんきの部屋」を開設。対象年齢は2歳半から小学6年生まで。期間は3／22から26。場所は、医療生協わたり病院通所リハビリセンター。

組合員、職員が20日に対策本部前で意思統一後、避難所訪問、東高校への炊き出し、支援物資仕分けなど支援活動に取り組む。理事が歩いて組合員訪問したり、支援物資の荷降ろし・仕分け・荷積みをおこなったり。副理事長がひとり暮らしの方に声を掛け、介護用オムツが足りないとの情報を得て、医療福祉生協に届いた支援物資の中からお届け。

■No.14（2011／03／22）

・郡山医療生協

富山医療生協、長野医療生協、尼崎医療生協等からの支援物資が続々届いています。届いた物資の中から現地の社会福祉法人くわの福祉会へ500mlボトルの水160本とみそ汁4800人分を、郡山市社会福祉協議会へ300mlの水340本とみそ汁4800人分を送りました。理事長、桑名病院院長、専務の3名が家屋の被害が大きかった職員宅を訪問。いずれの家もそのまま住みつづけることが困難で、元の生活に戻るには長い時間が必要です。

・福島医療生協

医師3名を中心に2組に分かれて避難所訪問を行っています。わたり病院の斎藤紀医師が、テレビユー福島に生出演し、原発事故に伴う放射線の身体への影響などについて話した。番組を見た方からは、「落ち着いて考えられるようになった」との感想が寄せられています。また、斎藤医師が福島市職員を対象におこなった、原発事故に伴う放射線の身体への影響の講演要旨が配布され、市長から斎藤医師の話を聞く機会を設けてほしいとの依頼がありました。

■No.17（2011／03／23）

・郡山医療生協

理事長、桑野協立病院院長、専務理事が20日、被災した職員宅へ支援物資をもって、お見舞い訪問。富山医療生協から灯油と軽油、長野医療生協からたくさんの食材が、尼崎医療生協から紙おむつ等が届く。

・福島医療生協

わたり病院が通常診療を開始。地元医師会の活動に参加する形で、丹治院長をはじめ職員が避難所訪問。東高校の避難所で行ってきた炊き出しは、わたり病院が通常診療に戻ることから職員らの手が薄くなるため、存続が危ぶまれたものの、渡利・中央支部の組合員を中心に、今月いっぱい継続することに。飯野支部も組合員を中心に職員の手も借りて、飯野体育館に避難している190人の方へ味噌汁の提供を継続中！

・浜通り医療生協

小名浜生協病院では出勤が不可能な職員がいる中、

職員が泊まり込み持てる力を最大限発揮しています。3／22は日常と同じ数の外来患者が来院。独居の方や、病院へ来ることができない人には職員が訪問。3／20よりガソリンの供給がスタート。通常の倍の量が供給されているとはいえ、まだまだ不足している様子。

■No.19（2011／03／24）

・郡山医療生協

支援物資の一部を、浜通りから避難された方を受け入れている小規模作業所へ提供。福島医療生協の医療生協わたり病院齋藤紀医師を迎えて、放射線の人体への影響、原子力発電所事故の推移とこれから注意するべきことなど学習会を開催。新潟を拠点に支援物資の本格的な輸送を開始した医療福祉生協連東日本大震災物資支援センターから第1便が到着。

・福島医療生協

医師会の避難所訪問に、今日も医師・看護師が参加。よく眠れないという訴えが多く、様々なストレスも重なって血圧か高い人が多いとの報告。引き続き200人を超える方々が避難している東高校での炊き出しは、今日も西元副理事長と渡利支部の組合員を中心に実施。支援物資が欲しいとのFａｘを頂いた組合員の方に、午前から午後にかけてお届け。

■No.22（2011／03／25）

・郡山医療生協

25日早朝、生協きたはま診療所のご厚意により、震災で壊れた目の状態を調べる細隙灯顕微鏡《さいげきとうけんびきょう》検査、視野検査をおこなうゴールドマン視野計が届きました。浜北医療生協、富山医療生協、尼崎医療生協、長野医療生協、医療福祉生協連等から届けられた支援物資が、被災したり買い物に行けなかったりする職員の生活をサポート。郡山医師会から依頼を受け、郡山高校の避難所を支援することに。郡山高校に避難されている大熊町の方々への対応として、昨日に引き続き、受診のための送迎バスを運行。桑野協立病院のホームページに、震災関係の取り組みやお知らせを掲載。

・会津医療生協

体温計、アレルギー用粉ミルク、生理用ナプキン段ボール6箱などを郡山に。デイサービスセンターの医療生協わかばが24日から通常サービスを再開。9日ぶりの再開で職員も利用者も元気な顔で再会。これで全事業所が再開に。

・福島医療生協

浜通りからの避難者13人が受診。以前医療生協わたり病院小児科に勤務していて現在、開業している医師がご自身の診療所の休診の合間を縫って外来診療を支援。この支援で、小児科の医師が避難所訪問に。病院受付からボランティア希望の方が来ていると連絡が入り、行ってみるとそこには若い女性の方が。介護福祉士の勉強をしているが、休みなので手伝えることがあればとのこと。震災直後から先週まで通所リハビリで行っていた震災保育所「元気の部屋」を再度立ち上げたいが、場所が人がと悩んでいたところでした。事情を話すと、小学校で仕事をしていた経験も。家も病院のすぐ近く。場所は、病院となりの児童センターと交渉して利用できるように。テレビドラマのような展開。東高校への炊き出しは今日で7日目。今月いっぱい継続する予定も、土曜、日曜は学校の調理室が使えなくなることに。そこで、渡利学習センターに事情を伝え、交渉したところ使用についてご快諾をいただきました。

十六沼体育館に避難されている100人への炊き出しを、朝時現地集合で実施。北ブロックの4支部22人の組合員と、はなひらの職員3人、本部職員2人、ふれあいクリニックさくらみず職員3人の合計30人が参加。トン汁・おしるこ・焼餅を提供。体調を崩している方もおり、内5人がマイクロバスでさくらみずクリニックを受診。中には糖尿病で1週間薬を飲んでいない方も。血糖を測ったら440、薬を処方し生活上の注意を伝える。

・浜通り医療生協

医療福祉生協連の藤谷専務理事と野本常務理事が到着。理事長、専務理事と懇談し、浜通り医療生協の状況を伝える。全国的支援について力強い励ましをいただく。はるな生協、栃木保健医療生協、福島中央市民医療生協からの支援物資も到着。

■No.24（2011／03／28）

・郡山医療生協

職員全体集会を開催し、今後の対応方針を確認。①建物や設備の被害状況が明らかになり、その対応、②これまでの縮小診療から4月の職員体制を踏まえながらの日常診療体制の拡大、③介護事業はガソリンの確保を進めながら全面再開に向け拡大、④組合員送迎バスの運行、⑤避難所への医療支援、組合員への訪問激励活動、総代会に向けた準備。

・福島医療生協

あずま支部は震災・原発事故対応のため、臨時の支部運営委員会を開催。①組合員の状況を把握する、②そのために機関紙を手配りしながら対面で話をする、③困っていること、欲しいものなどを聞く、④必要なら手配して届ける、⑤それぞれの状況に合わせてボランティアに参加することを決定。

東日本大震災新潟物資支援センターから第2便トラックが到着。東高校に避難している210人への炊き出しは、渡利学習センターの協力を得て、渡利支部・中央支部を中心とする組合員の力で継続。

■No.28（2011／03／30）

・福島医療生協

達南ブロックでブロック会議を開催しました。両支部とも炊き出しや健康面での気遣いを含めて、地元の避難所への支援活動を行っており、避難所や地域の様子について交流しました。今後の医療生協としての活動について、まず班会を開いて地域の状況を出し合いやれることを考えていくこと。その中で、多くの人々が関心を持ち不安に思っている放射能と健康について、斎藤紀先生が23日に二本松市でおこなった講演DVDを活用して学習していくことにしました。

・郡山医療生協

新潟支援物資センターに集約されていた支援物資が到着。衣類、経管栄養剤、紙おむつ、レトルト食品など。送り主は、北医療生協、福井医療生協など全国から。浜北医療生協と富山医療生協から送られた軽油をフル活用。大型バスで、浜通り医療生協へ水やマスクなど衛生材料、福島中央市民には、経管栄養剤を搬送。宮田専務ら役職員の元気もいっしょに運ぶ。

医療福祉生協連から届いた入れ物にガソリン40リットル、灯油200リットルこちらはポリタンクで早速、浜通り医療生協に届けます。浜通りも病院の近くのスタンドが給油をはじめたとのことで改善の兆しが出てきたようです。

■No.29（2011／03／31）

・郡山医療生協

震災の復興の中で、新入職員オリエンテーションが無事終了。講師団の話題もすべてが震災一色。医療生協とはと普段の説明より、この間の日々の職員の活躍ぶりを語られたことが何よりも説得力があり分かりやすい内容に。郡山市社会福祉協議会からヘルパーステーションに栄養補助食品などの支援物資が届く。ヘルパー・訪問看護ステーションで活用へ。事業所を支える職員が安心して働けるようにと、建物が大きな被害を受けて組合員センターに引っ越してきたつくしんぼ保育園が31日、満了式を迎えた。

保健デーは、4／9に市内でやります。大勢で集まって元気よくとりくもうと準備を進めています。風船も用意して配ります。明日から新年度、辞令交付式です。新規事業開始ということもあり、16人の新入職員を迎えます。

■No.31（2011／04／01）

・福島医療生協

震災後初の理事会を開催、通常議題に加えて、被災の状況や対応が報告されました。福島市医師会の要請を受けて、小児科医が避難所で2歳から14歳の子どもを診察。戸ノ内班6人、30日古屋敷班8人が参加し、班会を開催。地震発生時の状況や困っていることなど一人ひとりが話しました。4／1には、入協式と辞令交付式を実施。

・郡山医療生協

避難所で主食の手配がつかず、急遽、医療生協で300人分用意することに。理事と組織部が中心となって、病院の厨房で100人分、組合員20人に10合ずつ焚いてもらえるよう手配し300人分の食事を提供。建物が崩れかかって避難を余儀なくされている大玉村の施設へ、紙オムツ、タオル、衣類を送付。

■No.32（2011／04／04）

・福島医療生協

福島駅前通りの街頭募金には、組合員・職員合わせて50人と新入職員4人、今年看護学校に入学する学生1人も参加。被災の影響で人通りが少なく、冷たい風が吹く中、元気に募金を呼びかけ、約40分間で10万2527円の募金が寄せられました。ある運営委員ご夫妻は一人暮らしの方を訪問したり、機関紙手配りさんに連絡し安否確認をおこないました。対策ニュースをコピーし独自のお願い文書を付けて班長宅を3～4日間回り、13世帯から154点の下着・靴下類を集める。

・郡山医療生協

看護師3名、理学療法士1名が避難所を訪問し、血圧チェックや健康状態の観察を実施。病院と組合員宅で計300人分のご飯を炊いて避難所へ。食後のお汁粉といっしょに提供。尼崎医療生協から届いた物資の中から子ども用衣類を避難所へお届けしました。

医療福祉生協連の新潟物資支援センターから、紙オムツ、医薬品等の支援物資が到着。不足していた経管栄養剤、電動自転車など在宅患者支援に。また、届いた物資をすぐに仕分けし、浜通りへ第4次搬送。当初1台の予定を水や物資の量から急きょ4人2台に変更。全国から寄せられた支援物資を社会福祉法人くわの福祉会、郡山市社会福祉協議会、郡山市災害対策本部、郡山高校、安積高校、南三陸町避難所、南相馬市避難所、浜通り医療生協、福島中央市民医療生協等への支援へ活用。紙オムツは、社会福祉協議会を通して市内のヘルパーステーションに配られ、在宅の要介護者へ配布。

・浜通り医療生協

理事が地震当日から病院に駆けつけ、一日も休まず浄水場に水をくみに往復。多い日で1日に10往復以上。くみ上げるポンプも手配。体制の厳しかった彼岸の連休には、3tトラックも手配。結果、病棟での入浴介助等が可能に。また4／1新年度を迎え、新入職員を迎え新入職員辞令交付を実施。

■No.33（2011／04／06）

・郡山医療生協

愛媛医療生協と浜北医療生協から果物、ジュース、お菓子が大量に届きました。ほぼ通常に近い診療体制を確立した職員にとって、愛媛医療生協と浜北医療生協から届けられた物資はホッとする贈り物でした。浜通り医療生協から「紙おむつが不足している」との連絡があり、紙おむつと電動自転車を直ちに届けました。

避難所での炊き出しを継続的に行っています。4／5は組合員さん4名と、4／1付で採用された事務職員5名が担当しました。当初100人分の予定が140人分に変更になりましたが、息のあった連携プレーで対応できました。保育士と看護師が避難所を訪問。下痢と嘔吐が多いことが分かり、衣類やディスポグローブなどをワゴン車2台に積んで物資支援。各地域の機関紙配布者が、配布を通して組合員さんの安否確認を行っています。理事長のお見舞い文書と困りごとの相談先を記入した用紙を持っていくと「医療生協はそこまでやってくれるのか！　私も配布くらいしなければ」と機関紙配布を快く引き受けてくれました。

■No.35（2011／04／08）

・郡山医療生協

大熊町、富岡町、楢葉町など原子力発電事故の影響で郡山高校に避難している方々へ、150人分の昼食の炊き出し。支援物資の一つ電動自転車はヘルパーステーションに配置し、地域包括支援センターなどと共同で利用へ。5日に浜通り医療生協へ電動自転車と紙オムツを積んで支援に向かったワゴン車が、帰りにニンジンをお土産に積んできました。

・浜通り医療生協

震災以来続いていた断水が復旧し通水へ。

■No.37（2011／04／11）

・郡山医療生協

WHO世界保健デーに合わせた健康チェックを実施。理事長、職員、組合員ら28名が、血圧や体脂肪など、お客さん約80名に実施。イトーヨーカドーさんからは「こういう時期だからこそやってほしい」との言葉をいただいた。理事3名を中心に12名のボランティア協力により、3／18からスタートした臨時学童保育が4／9に終了。

■No.41（2011／04／15）

・郡山医療生協

医療生協さいたまの埼玉協同病院の雪田副院長を講師に招き、職責者を対象に「災害時のメンタルヘルス対策として必要なこと」をテーマに学習会を開催。余震が続く中、「万一、大きな地震が起きた場合、夜勤スタッフだけでは不安」との声を受け、緊急メールシステムを設定。1回の送信で対策本部メンバーを緊急招集することができるように。

職員への支援として、弁護士と社会保険労務士の協力を得て、相談会を実施。

・浜通り医療生協

全国いっせいまちかど健康チェックを、近隣スーパー店頭を借りて、9時半から11時半まで88名に行いました。双葉郡内から親類を頼って避難してきた方から「定期薬が切れそうで心細い」との訴えがあり小名浜生協病院を紹介しました。

小名浜生協病院に入院中の患者様2名が100歳を迎え、県知事、市長らからお祝いが贈られました。病棟を守ってきた職員にとっても喜びのひとときとなりました。

発生した余震で断水に直面していましたが、水道が復旧しました。断水の間、８生協から浜通り医療生協に６ｔの水を提供していただきました。

■No.43（２０１１／04／18）

・郡山医療生協

震災被害調査のためのアンケート実施等を検討するため職責者会議を開催しました。各支部より18名の支部長さんが参加し第５回支部長会議を開催。震災後の病院の取り組みを紹介するとともに、組合員の被害状況、助け合い活動などを報告。放射線に関する放射線技師による学習会が提案されました。

■No.44（２０１１／04／20）

・郡山医療生協

青少年自然の家が新たな避難所に。福島県から桑野協立病院に引き続いての医療支援要請がありました。震災と原発事故の影響で、機能不全に陥っている病院があることを受け、県医師会、病院協会、看護協会など医療関係５団体が連名で「医療の確保に関する緊急要望書」を県知事宛に提出しました。郡山市内の介護サービスは、ショートステイなどの申し込みが多いが、思うように利用できないとのこと。

■No.46（２０１１／04／27）

・浜通り医療生協

組合員への訪問を開始し、職員と組合員がペアを組んで、安否確認や家屋の崩壊、健康状態の聞き取りを行っています。２２１名の方の安否を確認することができ、訪問チームが持参したマスクが好評でした。坂道の多い地域の組合員からは「医療生協から水を届けていただいてとても助かりました」との声をいただきました。

・郡山医療生協

４月の定例理事会を開催。これまでのとりくみの特徴をまとめました。

①日対策本部と職責者のへ情報集中体制をとり、重要な局面では全体集会で意思統一と対応方針の徹底を図り、組織的に対応してきたこと。

②患者・利用者、職員の安全と生活を守るため、事業を守り継続させることを明確に打ち出し、役職員の意見や要望を大切にした活動を展開してきたこと。

③全国からの支援は事業維持と職員の生活を支える励みになった。

④全国から寄せられた支援物資を避難所、災害対策

本部、郡山市社会福祉協議会、小規模作業所などを通じて被災者に届けた。また、近隣避難所への医療支援・物資支援・炊き出しに取り組んできた。

⑤理事や支部運営委員が組合員の安否確認を行ったり、水を届けたりするなどの活動が取り組まれました。また、機関紙「みんなの健康」を配布しながら声かけや状況確認が行われました。

小規模多機能型居宅介護やグループホームを併設した複合的生活支援施設「ひなたぼっこ」の施主検査が終了。震災の影響で完成が遅れていたものの、今後は備品の搬入や建築確認など、開所日に向け準備を進めます。

＊年齢と役職は取材当時のものです。
＊写真提供：郡山医療生協、きらり健康生協、会津医療生協
＊本の収益の一部は復興支援に使わせていただきます。

【著者紹介】

西村一郎（にしむら・いちろう）

ジャーナリスト、生協研究家
1949 年　高知県生まれ
2010 年　公益財団法人生協総合研究所を定年退職
雅号：三休

【受賞】
平和・協同ジャーナリスト基金奨励賞（2012 年）、生協総研賞特別賞（2013 年）

【所属】
日本科学者会議、現代ルポルタージュ研究会

【主な著書】
『協同組合で働くこと』（共著　労働旬報社、1987 年）、『協同っていいかも？―南医療生協いのち輝くまちづくり 50 年』（合同出版、2011 年）、『悲しみを乗りこえて共に歩もう―協同の力で宮城の復興を』（合同出版、2012 年）、『被災地につなげる笑顔―協同の力で岩手の復興を』（日本生協連出版部、2012 年）、『3・11 忘れない、伝える、続ける、つなげる―協同の力で避難者の支援を』（日本生協連出版部、2013 年）、『福島の子ども保養―協同の力で被災した親子に笑顔を』（合同出版、2014 年）、『宮城♡食の復興―つくる、食べる、ずっとつながる』（生活文化出版、2014年）など多数

【連絡先】
info@nishimuraichirou.com

装幀　守谷義明＋六月舎
組版　山林早良

協同の力でいのち輝け
──医療生協・復興支援◎地域まるごと健康づくり

2015年6月5日　第1刷発行

著　者　西村一郎
発行者　上野良治
発行所　合同出版株式会社
東京都千代田区神田神保町1-44
郵便番号　101-0051
電　話　03（3294）3506
FAX　03（3294）3509
振替　00180-9-65422
ホームページ　http://www.godo-shuppan.co.jp/
印刷・製本　新灯印刷株式会社

■刊行図書リストを無料進呈いたします。
■落丁乱丁の際はお取り換えいたします。

ISBN978-4-7726-1237-1　NDC369　130×188